Walid Feki
Rim Kammoun
Hamdi Moalla

Fumar entre os médicos residentes

Walid Feki
Rim Kammoun
Hamdi Moalla

Fumar entre os médicos residentes

Hábitos, conhecimentos e ajuda à retirada

ScienciaScripts

This book is a translation from the original published under ISBN 978-620-6-71348-7.

Publisher:
Sciencia Scripts
is a trademark of
Dodo Books Indian Ocean Ltd. and OmniScriptum S.R.L publishing group

120 High Road, East Finchley, London, N2 9ED, United Kingdom
Str. Armeneasca 28/1, office 1, Chisinau MD-2012, Republic of Moldova, Europe
Printed at: see last page
ISBN: 978-620-7-66373-6

PLANO

INTRODUÇÃO

O tabagismo é atualmente um importante problema de saúde pública na Tunísia e em todo o mundo, sendo responsável por uma taxa de morbilidade e mortalidade bastante elevada [1].

De acordo com a Organização Mundial de Saúde (OMS), todos os anos morrem 5,4 milhões de pessoas devido ao tabagismo [2].

Esta taxa está a aumentar de forma constante, nomeadamente nos países em desenvolvimento. De facto, o relatório da OMS sobre a epidemia mundial do tabaco em 2017 mostrou que 11,4% dos jovens tunisinos com idades compreendidas entre os 13 e os 15 anos são fumadores[3] e que 24,9% dos adultos tunisinos são fumadores[4]. Este flagelo afecta atualmente pessoas cada vez mais jovens [5].

Por conseguinte, devem ser envidados esforços a todos os níveis para controlar a epidemia do tabagismo no nosso país. Na luta contra o tabagismo, está bem estabelecido que, para reduzir o tabagismo, os profissionais de saúde (PCS) devem estar na linha da frente e que o seu papel é fundamental [6]. O código de conduta adotado pela OMS em 2004 incentiva os profissionais de saúde a darem o exemplo, não fumando, e a desempenharem um papel ativo na luta contra o tabagismo [7].

Por conseguinte, todos os profissionais de saúde estão preocupados e têm o dever de alertar os seus doentes para os numerosos riscos associados ao tabagismo. Devem, portanto, ser os primeiros a dar o bom exemplo, a não fumar e a desempenhar um papel ativo na luta contra o tabagismo. Neste contexto, o aconselhamento mínimo para deixar de fumar é uma parte essencial da prevenção do tabagismo. O aconselhamento mínimo sobre a cessação do tabagismo é uma intervenção breve e sistemática que qualquer médico pode fazer quando está na presença de um fumador durante uma consulta. Aconselhar os doentes a deixarem de fumar é uma tarefa importante para todo o pessoal hospitalar [8]. Por conseguinte, é difícil criar um ambiente propício a um estilo de vida saudável sem envolver o pessoal hospitalar e sem ajudar os fumadores a abandonarem o seu hábito. Todos os profissionais de saúde têm um papel a desempenhar nesta área e devem dar o exemplo para evitar qualquer falta de eficácia ou descrédito entre os fumadores. Os médicos residentes são contactos-chave para os doentes e, por conseguinte, têm um papel essencial a desempenhar na prevenção do tabagismo. Os médicos residentes são contactos fundamentais para os doentes e, por conseguinte, têm um papel essencial a desempenhar na prevenção do tabagismo.

Os médicos residentes devem incluir a luta contra o tabagismo como parte integrante das suas actividades. Neste contexto, o objetivo do nosso estudo sobre os médicos residentes em Sfax é determinar a prevalência do tabagismo nesta categoria profissional, avaliar o seu comportamento e atitudes em relação ao tabagismo e avaliar o seu papel na luta contra o tabagismo.

TEMAS E MÉTODOS

1. Tipo de estudo

Trata-se de um estudo transversal.

2. Período de estudo

Os dados foram recolhidos durante um período de 2 meses, de 1er de fevereiro de 2016 a 31 de março de 2016.

3. População do estudo

A população do estudo era constituída por residentes dos centros hospitalares universitários Hedi Chaker e Habib Bourguiba (CHU) de Sfax, que preenchiam os seguintes critérios:

3.1. Critérios de inclusão

- Médicos residentes, independentemente da sua especialidade: médica, cirúrgica ou ciências básicas.
- Atividade durante os primeiros seis meses de 2016

3.2. Critérios de não-inclusão

- Médicos especialistas: assistentes, professores associados e professores de hospitais universitários.
- Internos e externos de medicina.

3.3. Critérios de exclusão

- Residentes que deram respostas parciais ao questionário

4. Repartição

Os sujeitos do estudo foram divididos em três grupos:

- Grupo I: os fumadores são aqueles que fumam um produto do tabaco pelo menos uma vez por dia.

- Grupo II: Os ex-fumadores são aqueles que já fumaram e não querem voltar a fumar. Fumaram mais de 2 anos do que quando o estudo foi realizado.

- Grupo III: Os não fumadores são aqueles que nunca fumaram.

5. Recolha de dados

5.1. Questionário

O estudo foi efectuado sob a forma de um questionário redigido em francês **(Anexo 1)**. O questionário era composto por dois tipos de perguntas: perguntas fechadas, em que a escolha da resposta era imposta a partir de uma lista de propostas, e perguntas abertas, em que o profissional era livre de propor uma resposta. O questionário estava dividido em quatro partes:

. Uma área comum

. Uma secção para fumadores

. Um jogo para ex-fumadores

. Uma secção para não fumadores

5.1.1. Área comum

A parte inicial do questionário era comum a todos os formulários.

Esta é uma secção informativa com dez perguntas sobre :

• O estado civil do médico (nacionalidade, idade, sexo, estado civil, local de residência antes dos estudos médicos)

• Atividade profissional (ano de residência, especialidade, número de horas de trabalho por dia, número de turnos por mês)

• Estado de fumador (fumador, ex-fumador, não fumador)

5.1.2. Para fumadores

A segunda parte era constituída por 44 perguntas de interesse para os residentes fumadores:

• Duas perguntas sobre a forma e o tipo de tabaco.

• Três perguntas sobre a idade em que as pessoas começam a fumar e o seu nível de educação.

• Uma pergunta sobre o tabagismo na família.

• Uma pergunta sobre o número de cigarros por dia.

• Duas perguntas sobre a altura em que se começa a fumar.

• Quatro perguntas sobre as condições de consumo de tabaco.

• Duas perguntas sobre as principais causas do tabagismo.

• Uma pergunta sobre as substâncias utilizadas.

• Quatro perguntas sobre a relação entre o consumo de tabaco e as carreiras académicas e profissionais.

• Uma pergunta sobre o aconselhamento dos doentes.

• Quatro perguntas sobre as possibilidades de deixar de fumar e o futuro do tabagismo.

• Oito perguntas sobre o desejo de parar e os meios utilizados.

• Três perguntas sobre os preços do tabaco e o reembolso dos tratamentos

• Uma pergunta sobre as doenças relacionadas com o tabaco.

• Três perguntas sobre a relação médico-doente no contexto do tabagismo.

• Três perguntas sobre a proibição de fumar e a publicidade.

• Uma pergunta que avalia o número de médicos motivados pela possibilidade de formação complementar na matéria.

5.1.3. Parte para ex-fumadores

A terceira parte incluía 23 perguntas de interesse para os residentes ex-fumadores

• Uma pergunta sobre como continuar a fumar antes de deixar de o fazer.

• Uma pergunta sobre o estatuto de fumador antes dos 6 meses.

• Duas perguntas sobre a idade em que as pessoas começam e deixam de fumar.

• Uma pergunta sobre o número de cigarros fumados por dia.

• Uma pergunta sobre o principal local para fumar.

• Uma pergunta sobre as causas do tabagismo.

• Duas perguntas sobre o número de tentativas para deixar de fumar e os tratamentos utilizados para deixar de fumar.

• Duas perguntas sobre a influência dos estudos médicos na quantidade de cigarros fumados.

• Uma pergunta sobre a razão pela qual as pessoas deixam de fumar.

• Uma pergunta sobre o desejo de voltar a fumar.

• Uma pergunta sobre o tabagismo na família.

• Uma pergunta sobre as doenças relacionadas com o tabaco.

• Quatro perguntas sobre a relação médico-paciente no contexto do tabagismo.

• Três perguntas sobre a proibição de fumar e a publicidade.

• Uma pergunta que avalia o número de médicos motivados pela possibilidade de formação complementar na matéria.

5.1.4. Secção de não fumadores

A quarta parte era constituída por 14 perguntas de interesse para os residentes não fumadores:
• Uma pergunta sobre o ensaio do tabaco.

• Uma pergunta sobre o tabagismo na família.

• Uma pergunta sobre o desejo de fumar.

• Uma pergunta sobre os locais mais expostos ao fumo.

• Uma pergunta sobre as doenças relacionadas com o tabaco.

• Três perguntas sobre a relação médico-doente no contexto do tabagismo.

• Três perguntas sobre a proibição de fumar e a publicidade.

• Uma pergunta que avalia a motivação dos médicos para prosseguirem a sua formação nesta matéria.

• Duas perguntas sobre os factores que levam os médicos a fumar e as possíveis causas da cessação do tabagismo.

5.2. Contacto com os médicos

5.2.1. A primeira fase

Os residentes dos diferentes serviços foram informados de que iriam realizar um inquérito sobre um tema de atualidade médica (embora o tema lhes tenha sido ocultado para evitar preconceitos) no âmbito de uma tese médica. Foi-lhes então dada a possibilidade de aceitarem ou recusarem participar. Considerou-se que os que estavam ausentes no dia da sessão de informação se tinham recusado a participar. Os residentes que aceitaram participar indicaram os dias mais adequados para receber o questionário.

5.2.2. A segunda fase

O segundo contacto dizia respeito aos residentes que tinham aceitado participar. O horário foi escolhido de acordo com a disponibilidade da equipa médica de cada serviço, ou seja, fora do horário de plantão, de consulta ou do bloco operatório. O entrevistador entregou pessoalmente o questionário a cada residente.

5.2.3. A terceira fase

A terceira fase consistia em recuperar os vários exemplares preenchidos ao fim de dois dias. Os exemplares não preenchidos não foram considerados inválidos. Foi efectuado um segundo pedido de resposta ao questionário.

5.2.4. A quarta batida

A quarta fase consistiu em recuperar todas as cópias após 4 dias da primeira recuperação. As cópias não completadas durante esta segunda recuperação foram consideradas inválidas e, por conseguinte, excluídas do inquérito.

6. Estudo estatístico

Os dados dos formulários completos foram registados e analisados utilizando o software SPSS II versão 20.0. Os formulários incompletos foram descartados. Os valores numéricos foram expressos como média mais ou menos o desvio padrão. A associação entre variáveis qualitativas foi calculada através do teste Chi2 de Fisher corrigido para números pequenos. As comparações entre variáveis quantitativas foram efectuadas utilizando o teste T de Student. A significância é adquirida para um $p < 0,05$ para todos os testes estatísticos.

RESULTADOS

1. Análise da participação

1.1.Taxa de participação

O número total de residentes nos hospitais universitários de Sfax durante o período do estudo foi de 285. Destes, 277 aceitaram participar no inquérito. Destes, 222 responderam corretamente ao questionário, o que corresponde a uma taxa de participação global de 78%.

1.2.Não respondentes

Os residentes que não responderam ao questionário podem ser divididos em duas categorias:
1.1.1. Os que se recusaram a participar no estudo aquando da primeira abordagem (8 residentes).

Os motivos invocados foram :

• Demasiados pedidos e pouco tempo para responder aos questionários (5 residentes).

• Falta de interesse nos inquéritos (1 residente)

• Sem motivo (2 residentes)

1.1.2. Os que inicialmente concordaram em responder, mas que não estavam presentes no dia da distribuição dos questionários (48 residentes).
1.1.3. Os que responderam, mas cujos formulários estavam incompletos e, por conseguinte, inutilizáveis (7 residentes).

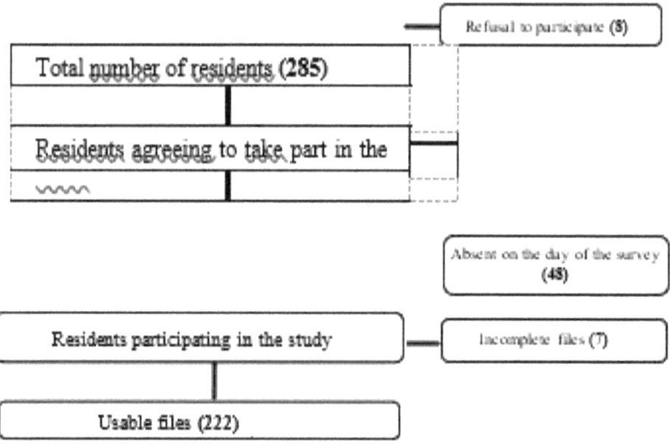

Figura 1: Análise da participação dos residentes no questionário.

2. Características da população de residentes que responderam corretamente ao questionário

2.1. Características sócio-demográficas

2.1.1. Idade :

A idade média dos residentes incluídos no estudo foi de 28,38 anos, com extremos que variam entre 25 e 34 anos.

Os dois grupos etários mais representados foram [27-28] e [28-29].

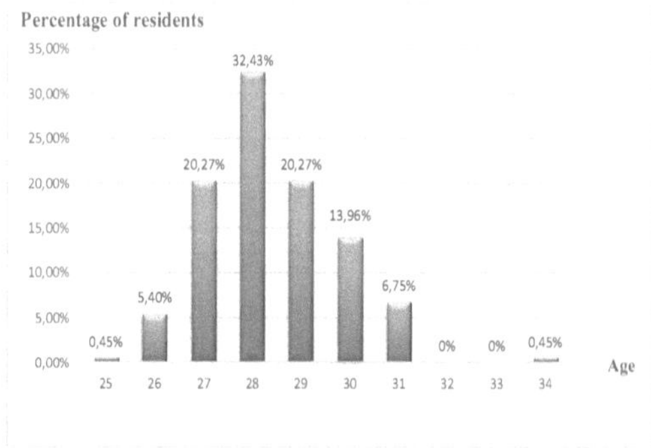

Figura 2: Repartição dos residentes inquiridos por idade.

2.1.2. Género

A maior percentagem de residentes inquiridos era do sexo feminino (52,70 %).

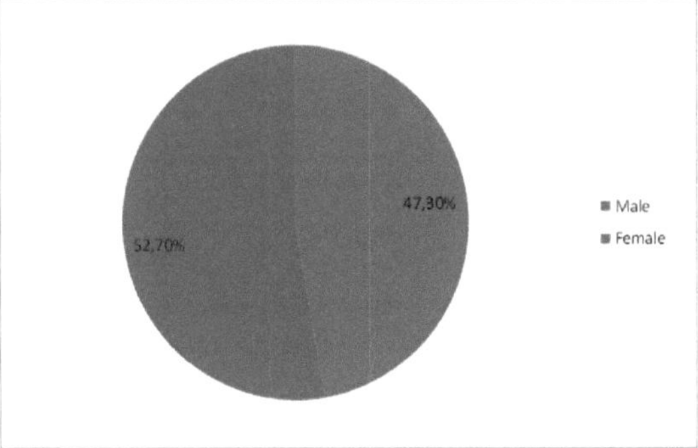

Figura 3: Repartição dos residentes participantes por género.

2.1.3. Estado civil

Metade dos residentes eram casados à data do inquérito (52,7%). Os residentes casados estavam distribuídos da seguinte forma: 20 fumadores, 1 ex-fumador, 96 não fumadores.

Quadro I: Repartição dos residentes por estatuto.

	Força de trabalho	Percentagem (%)
Casado	117	52,7
Individual	105	47,3

2.2. Estudos médicos

2.2.1. Casa antes dos estudos médicos

A maioria dos residentes inquiridos vivia em Sfax (92,8%).

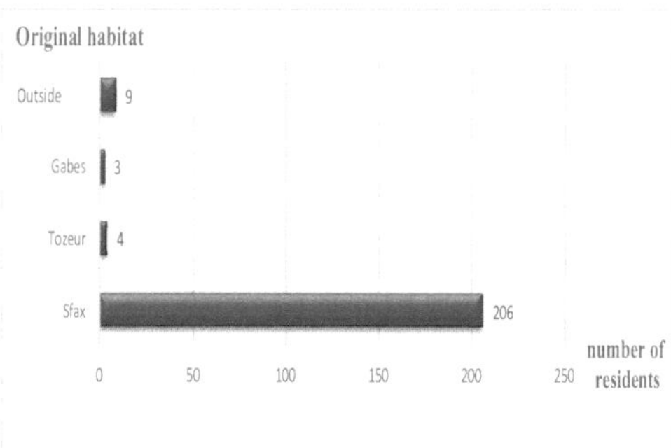

Figura 4: Distribuição dos residentes inquiridos de acordo com o seu local de origem.

2.2.2. Nível de estudos

O ano de estudo dos residentes variou entre o 1º ano e o 5º ano. A maioria estava no 2º ano.

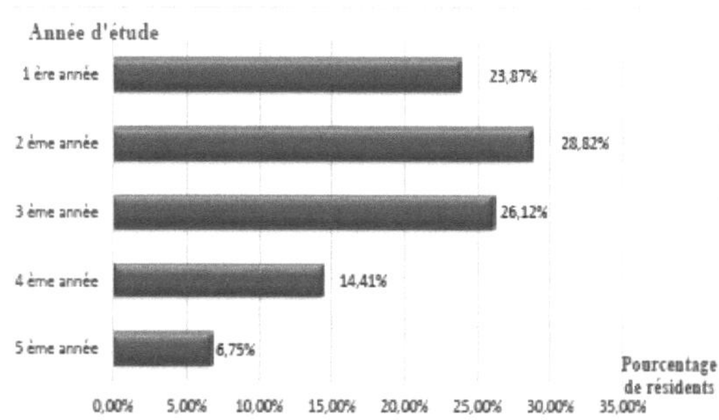

Figura 5: Repartição dos residentes inquiridos por ano de estudo.

2.2.3. Especialidades

Os residentes participantes tinham especialidades médicas (123 residentes), cirúrgicas (60 residentes) e básicas (36 residentes). Os pormenores das especialidades são apresentados no quadro seguinte.

Tabela II: Distribuição dos residentes segundo as suas especialidades.

Especialidades	Número de residentes	Número de inquiridos	Taxa de resposta em percentagem
Fundamentos			
Biologia	38	31	81.57
Genética	2	2	100
Anatomopatologia	6	3	50
Total	46	36	78
Médico			
Pneumologia	6	6	100
Anestesia reanimação	19	10	52.6
Neurologia	7	6	85
Psiquiatria	15	13	86
Medicina nuclear	1	1	100
Gastrologia	1	1	100
Medicina do Trabalho	3	3	100
Reanimação médico	8	6	75
Medicina interna	3	2	66
Carcinologia médico	6	5	83
Reumatologia	2	1	50
Infecioso	7	7	100
Medicina física	3	3	100
Dermatologia	4	4	100
Hematologia	3	3	100
Pediatria	24	17	70.8
Medicina legal	3	2	66
Radiologia	16	12	75
Medicina preventiva	1	1	100
Medicina interna	3	2	66
Cardiologia	7	7	100
Endocrinologia	4	3	75
Nefrologia	4	4	100
Radioterapia	1	1	100

SAMU	9	6	66
Total	160	126	78.75
Cirúrgico			
Maxilofacial	4	3	75
ENT	7	7	100
Ortopedia	10	10	100
Cardiovascular e torácica	6	6	100
Urologia	6	3	50
Ginecologia obstetrícia	15	14	93
Oftalmologia	8	3	37
Cirurgia pediátrica	4	3	75
Neurocirurgia	6	4	66
Cirurgia geral	13	7	53
Total	79	60	76
Total	285	222	78

3. Situação tabágica dos residentes

Os residentes incluídos no nosso estudo foram classificados como "não fumadores" e "não fumadores". Os resultados do inquérito foram depois comparados com os do inquérito aos "fumadores" com base nos critérios definidos na metodologia. O grupo dos ex-fumadores foi incluído no grupo dos não fumadores por terem deixado de fumar há 02 anos ou mais.

3.1. Prevalência do tabagismo entre os residentes

A prevalência do tabagismo entre os residentes foi de 32,88%.

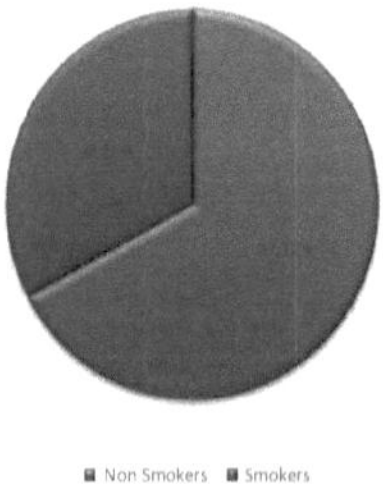

Figura 6: Prevalência do tabagismo entre os residentes.

3.2. Prevalência do tabagismo por sexo

O grupo dos fumadores era representado por 73 residentes, dos quais 97,26% eram do sexo masculino. A distribuição em relação ao número total é apresentada no gráfico seguinte:

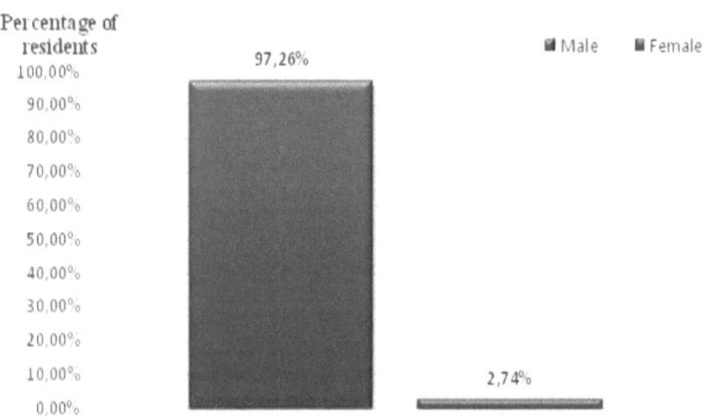

Figura 7: Prevalência do tabagismo por sexo.

3.3. Prevalência do tabagismo por idade

O grupo etário mais afetado situa-se entre os 27 e os 29 anos.

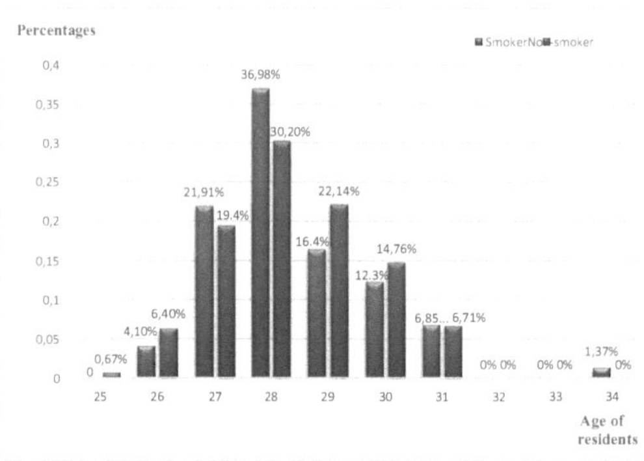

Figura 8: Prevalência do tabagismo por idade.

3.4. Prevalência do tabagismo por estado civil

Verificamos que 51% dos solteiros eram fumadores e apenas 17% dos casados eram fumadores.

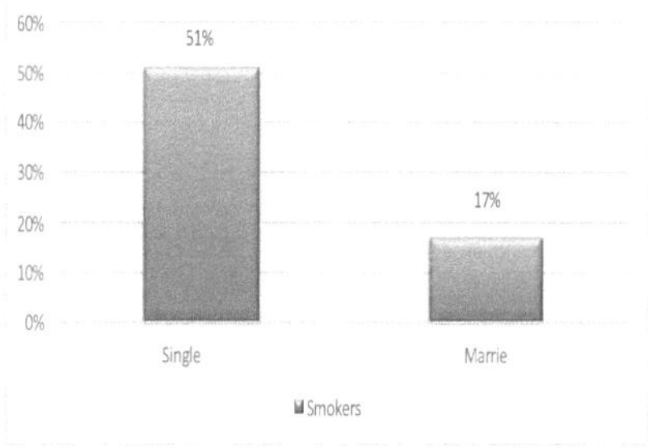

Figura 9: Prevalência do tabagismo por estado civil.

3.5. Prevalência do tabagismo por especialidade

A maioria dos médicos residentes fumadores era de especialidades cirúrgicas, com uma prevalência de 73,33%. Este facto está representado no gráfico seguinte:

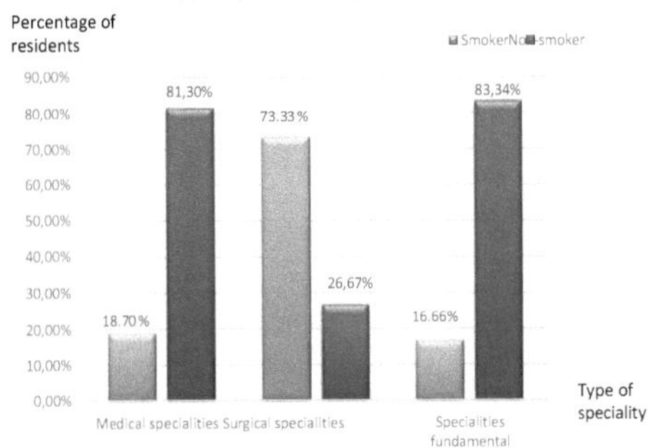

Figura 10: Percentagem de fumadores em comparação com os residentes do grupo de especialidades.

3.6. Prevalência do tabagismo por nível de escolaridade

O número de fumadores era menor entre os residentes no final da sua especialidade (4ème ano e 5ème ano). O número de fumadores era mais elevado nos dois primeiros anos de especialização.

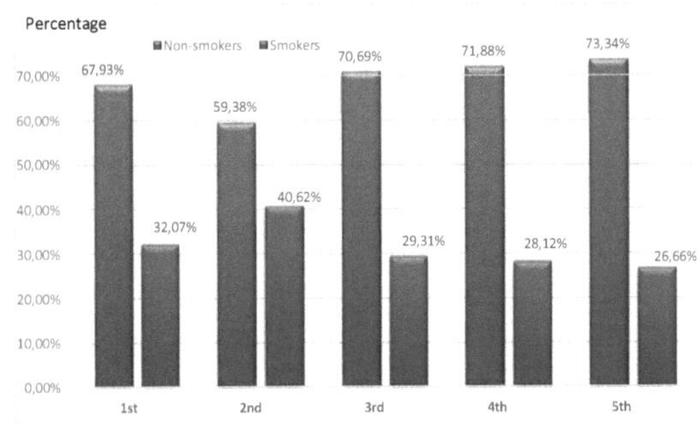

Figura 11: Prevalência do tabagismo por nível de escolaridade.

3.7. Prevalência do tabagismo por número de horas de trabalho por dia

Fora do serviço de permanência, os fumadores trabalharam menos do que os não fumadores, com uma diferença estatisticamente insignificante: p = 0,87.

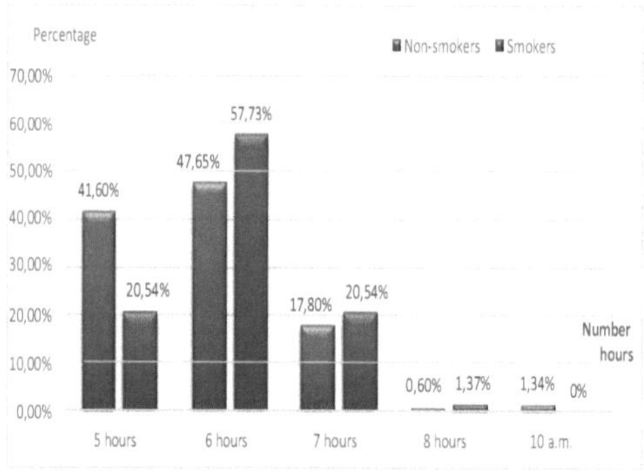

Figura 12: Prevalência do tabagismo por número de horas de trabalho por dia.

3.8. Prevalência do tabagismo por número de turnos por mês

A maioria dos residentes estava de serviço. O número médio de turnos por mês para os fumadores foi de 7, superior ao dos não fumadores, que tiveram uma média de 4 a 6 turnos, com uma diferença estatisticamente significativa: p = 0. A distribuição do número de turnos de acordo com a condição de fumador foi a seguinte

Tabela III: Prevalência de tabagismo de acordo com o número de turnos por mês.

Número de turnos por mês	Fumadores	Percentagem de fumadores (%)	Não fumadores	Percentagem em comparação com o grupo de não fumadores (%)
0	3	4.1	26	17.44
[1-3]	5	6.8	22	14.76
[4-6]	23	31.5	76	51
7	33	45.2	16	10.73
[8-9]	8	10.95	6	4
[10-12]	1	1.36	3	2

18

4. Características do tabagismo entre os fumadores

4.1.Factores que influenciam o tabagismo

A idade média de início do consumo de tabaco era de 22 anos, com extremos que variavam entre 12 e 25 anos. Foram avaliados vários factores para determinar a sua influência na iniciação ao tabagismo.

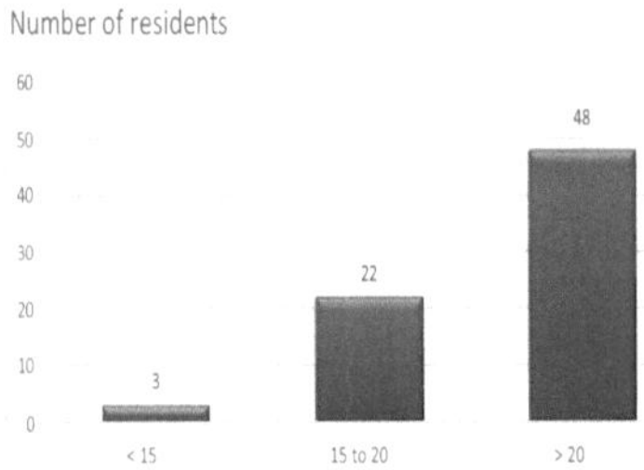

Figura 13: Idade do primeiro cigarro.

4.1.1. Influência da origem geográfica antes dos estudos médicos

Não houve diferença estatisticamente significativa entre os dois grupos, fumadores e não fumadores: p > 0,05. A repartição da origem geográfica antes dos estudos médicos foi a seguinte

Quadro IV: Influência da origem geográfica antes dos estudos médicos.

Estado de fumador	Sfax	Tozeur	Gabes	Fora da Tunísia	Total
Fumador	65	4	3	1	73
Não fumadores	141	0	0	8	149
Total	206	4	3	9	222

4.1.2. Influência da família e dos amigos no consumo de tabaco

O círculo de residentes fumadores incluía fumadores que variavam entre pai, mãe, irmão e companheiro. Todos os residentes inquiridos tinham fumadores no seu círculo (independentemente da condição tabágica ou do sexo), sem diferença estatisticamente significativa.)

Tabela V: Tabagismo na família e nos amigos.

	Fumador	Não fumador	Total
Pai	44	0	44
Mãe	2	0	2
Irmão	27	25	52
Companheiro	3	121	124
Total	76	146	222

4.1.3 Influência dos estudos médicos

4.1.3.1 Influência do período de exames de estágio

Cinquenta e oito residentes foram influenciados pelo período de estágio. O período de exame do estágio aumentou a quantidade fumada por 79,45% de todos os residentes que fumavam.

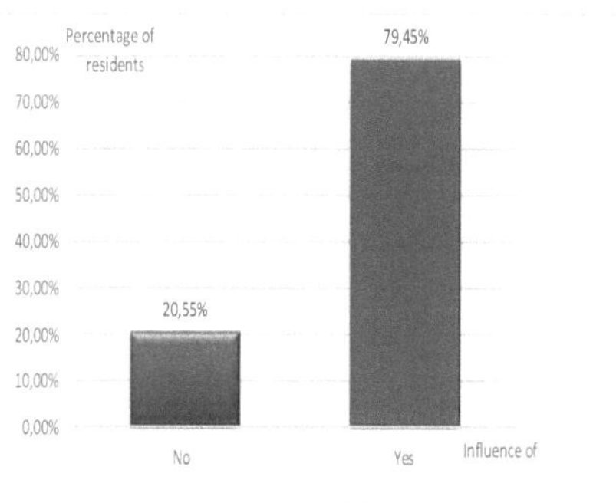

Figura 14: Influência do período de exames do estágio no tabagismo.

4.1.3.2 Influência do período de estágio

A maioria dos residentes referiu um aumento do consumo de tabaco na altura do seu estágio. Apenas 1,44% referiram uma diminuição do consumo de tabaco durante este período.

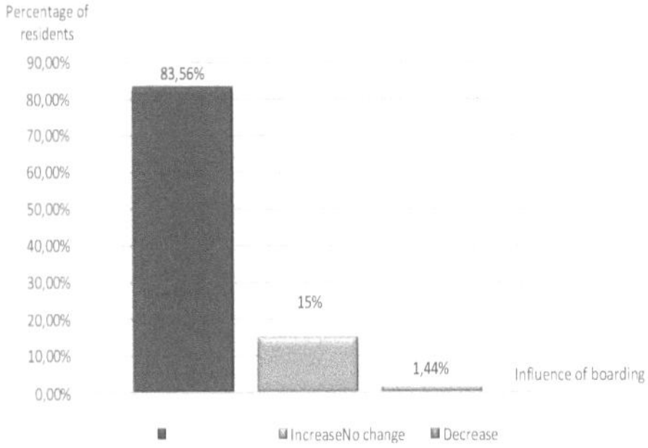

Figura 15: Influência do período de embarque no consumo de tabaco.

4.1.3.3 Influência do concurso de residência

A aprovação no concurso de residência teve uma influência estatisticamente significativa nos hábitos tabágicos dos residentes.

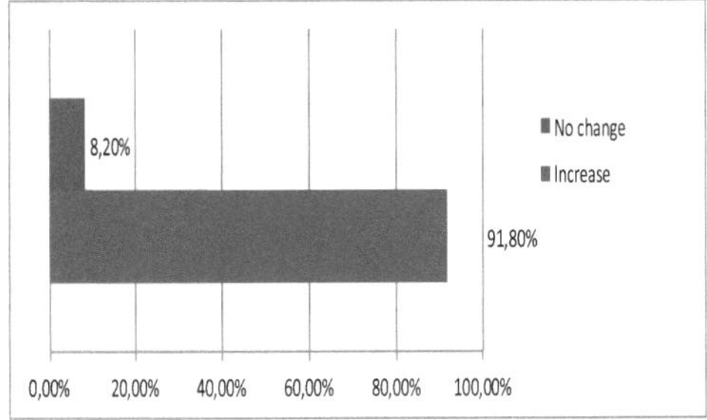

Figura 16: Influência da preparação para o concurso de residência na quantidade fumada pelos residentes.

4.1.4 Influência dos preços dos cigarros

À pergunta "O seu consumo de tabaco foi influenciado pelo aumento do preço do tabaco?", 97,3% dos residentes responderam "não".

4.2. Início do consumo de tabaco

4.2.1. Idade de fumar

A idade média de início do consumo regular de tabaco era de 22 anos, com extremos que variavam entre os 14 e os 25 anos.

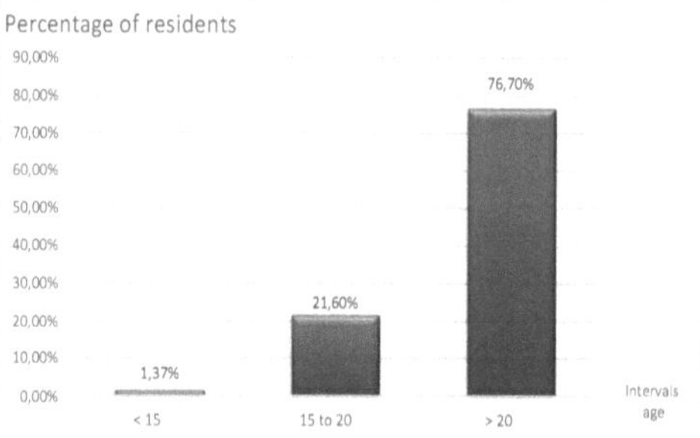

Figura 17: Idade de início do consumo regular de tabaco.

4.2.2. Preditores do início do consumo de tabaco

Foram avaliados vários factores como preditores do início do consumo de tabaco. O mais frequentemente citado foi o stress (49,3%), seguido do prazer (19,2%).

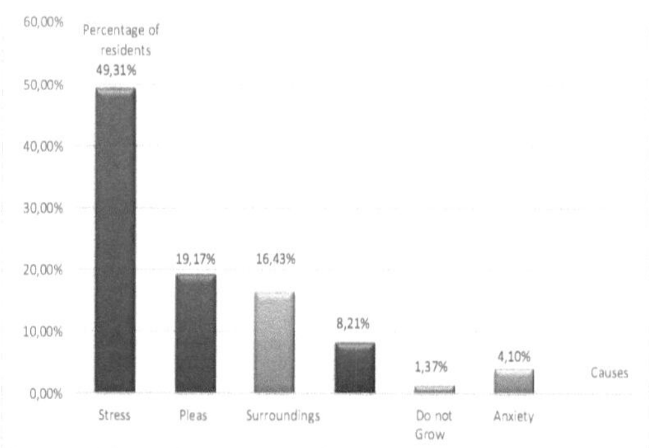

Figura 18: Causas do início do consumo de tabaco.

4.2.3. Factores que predizem a continuação do tabagismo

Quando se perguntou "O que o leva a querer continuar a fumar?", a maioria dos inquiridos respondeu que era o desejo (32,87%).

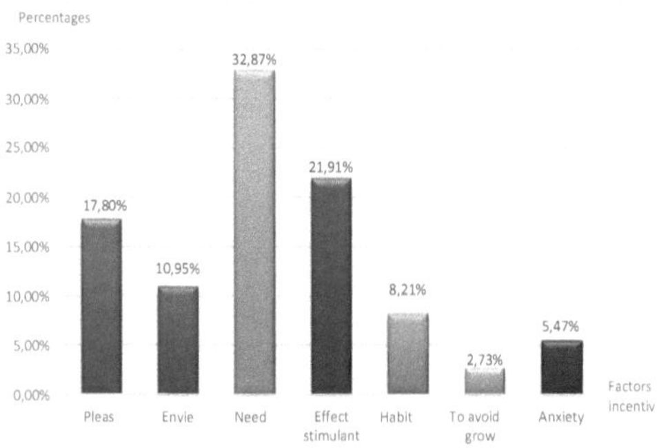

Figura 19: Factores que incentivam as pessoas a continuar a fumar.

4.3. Quantidade de tabaco

Os fumadores diários consomem uma média de 14 cigarros por dia (15 cigarros por dia para os homens e 8 cigarros por dia para as mulheres). A média de maços/ano (PA) de cigarros consumidos foi de 5 PA, com extremos que variam entre 0,5 e 13 PA.

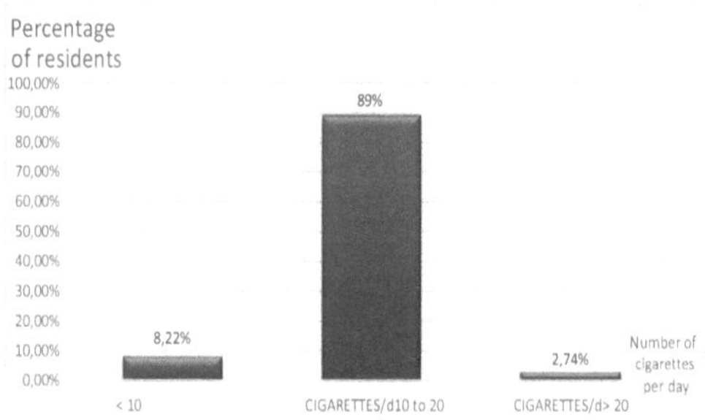

Figura 20: Quantidade de tabaco fumado por dia.

4.4. Formas de tabaco utilizadas

O cigarro foi a forma de tabaco mais fumada por 71 moradores. Apenas um morador utilizava chicha ou charuto. O tipo de consumo está especificado na tabela a seguir:

Quadro VI: Tipos de tabaco consumidos.

Formas	Força de trabalho	Percentagem (%)	
Cigarro	73	100	
Charuto	1	1,4	
Chicha	1	1,4	
Total	73	100	

4.5. Substâncias associadas

O tabagismo pode ser um fator de iniciação a outras substâncias. Por exemplo, um residente admitiu ter consumido canábis e 29 outros consumiram álcool.

Quadro VII: Substâncias associadas ao tabaco.

	Força de trabalho	Percentagens (%)
Álcool	29	39,7
Cannabis	1	1,4
Não	43	58,9
Total	73	100

4.6. Local de consumo de tabaco

A maioria dos residentes fumadores consome os seus cigarros em salões de chá e cafés (76,7%). No entanto, 11 residentes fumam também no hospital, o que equivale a 15% dos residentes fumadores. Nenhum residente fuma em frente dos seus doentes.

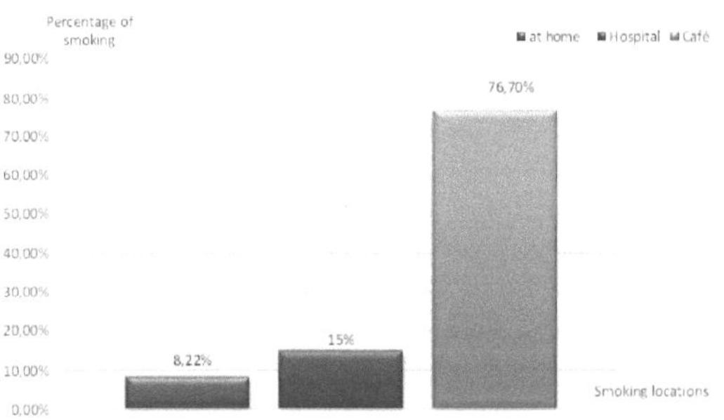

Figura 21: Principal local de consumo de tabaco.

4.7. Nível de dependência

A escala de Fagerstrom utilizada para avaliar a dependência produziu os seguintes resultados:

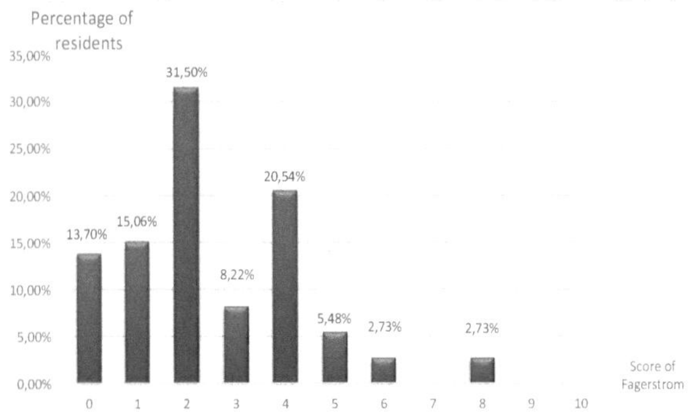

Figura 22: Nível de dependência do tabaco dos residentes de acordo com a pontuação do teste de Fagerstrom.

Verificámos que 65,8% dos fumadores afirmaram ter fumado o primeiro cigarro até 60 minutos depois de acordarem e 1% entre 6 e 30 minutos depois de acordarem. O grau de dependência do tabaco é especificado a seguir:

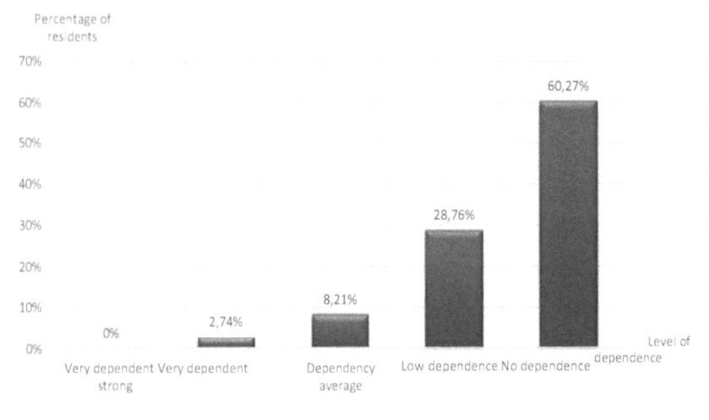

Figura 23: Repartição dos níveis de dependência.

5. Atitudes subsequentes dos residentes que fumam

5.1. Relativamente aos seus hábitos tabágicos

5.1.1 Desejo de deixar de fumar

Apenas 8,22% dos fumadores residentes tinham um forte desejo de deixar de fumar no momento do inquérito.

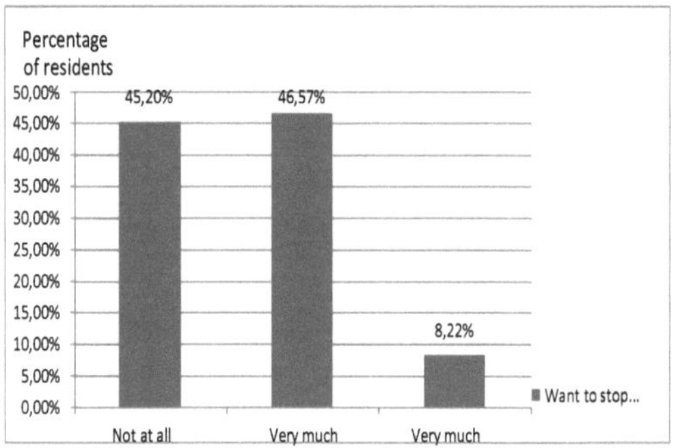

Figura 24: Atitudes actuais em relação ao tabagismo entre os residentes que fumam.

5.1.2 Após 1 mês

Após 1 mês, 67% dos fumadores pensam que continuarão a fumar tanto quanto antes.

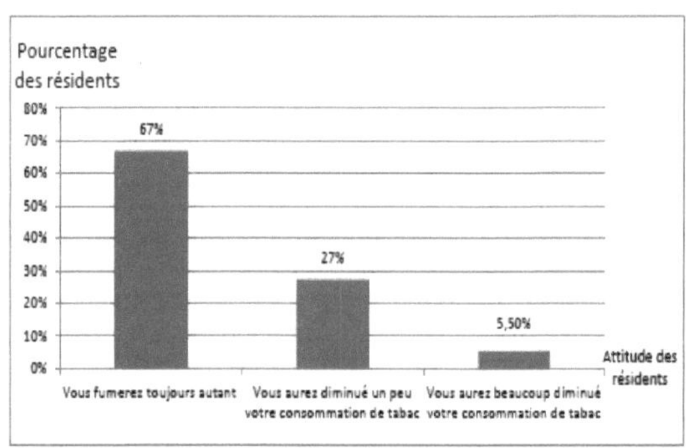

Figura 25: Hábitos tabágicos dos residentes após 1 mês.

5.1.3 Após 6 meses

Após 6 meses, 54,8% dos fumadores pensam que continuarão a fumar tanto como antes.

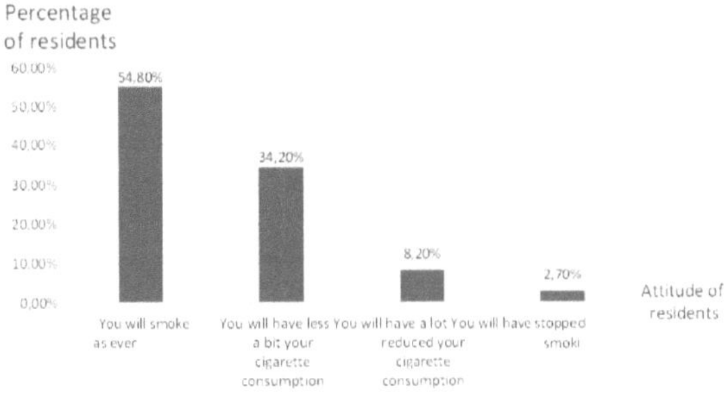

Figura 26: Atitudes dos residentes em relação ao tabagismo após 6 meses.

5.2. Relativamente aos hábitos tabágicos dos seus pacientes

5.2.1. Prática mínima de aconselhamento

Verificámos que 158 residentes estavam dispostos a aconselhar minimamente os seus doentes, ou seja, 71,70% de todos os residentes inquiridos. Não se verificou uma relação estatisticamente significativa entre o aconselhamento dos doentes e o estatuto de fumador dos residentes.

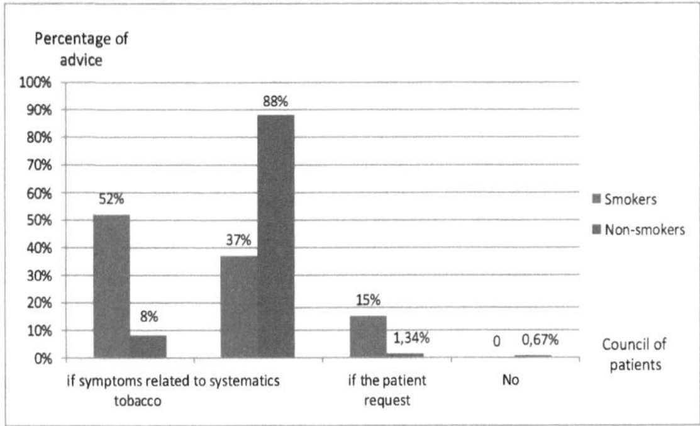

Figura 27: Aconselhamento dos doentes sobre o tabagismo.

5.2.2. Capacidade de convencer os fumadores a deixarem de fumar

Verificámos que 86,3% dos residentes fumadores consideram ter conhecimentos suficientes para convencer os doentes que querem deixar de fumar.

27

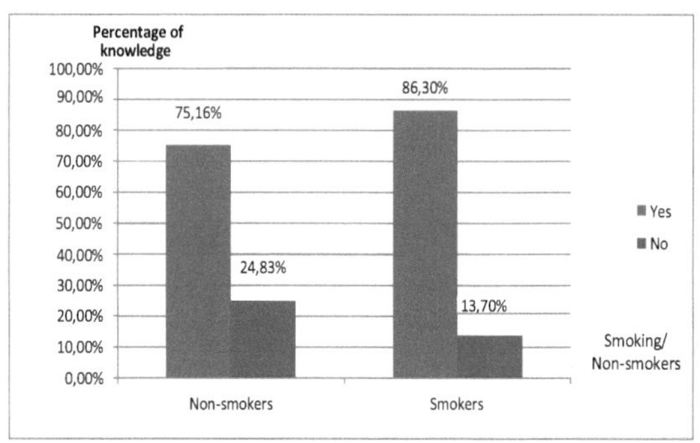

Figura 28: Conhecimentos dos residentes sobre a forma de convencer os seus doentes a deixarem de fumar.

6. Desmame

6.1. Desejo de desmamar

À pergunta "Quais acha que são as suas hipóteses de deixar de fumar?", utilizando uma escala numérica graduada de 0 a 100, a maioria dos residentes assinalou o valor 40, o que significa que as hipóteses são menos de metade.

Quadro VIII: Probabilidades percentuais dos residentes fumadores de deixarem de fumar.

Chances (%)	Força de trabalho	Percentagem (%)
10	9	12,3
20	7	9,6
30	12	16,4
40	17	23,3
50	11	15,1
60	7	9,6
70	4	5,5
80	2	2,7
90	2	2,7
100	2	2,7
Total	73	100

6.2. Tentativas de retirada

Verificou-se que 29 residentes tinham tentado o desmame pelo menos uma vez.
Apenas um residente tentou 7 vezes com insucesso constante.

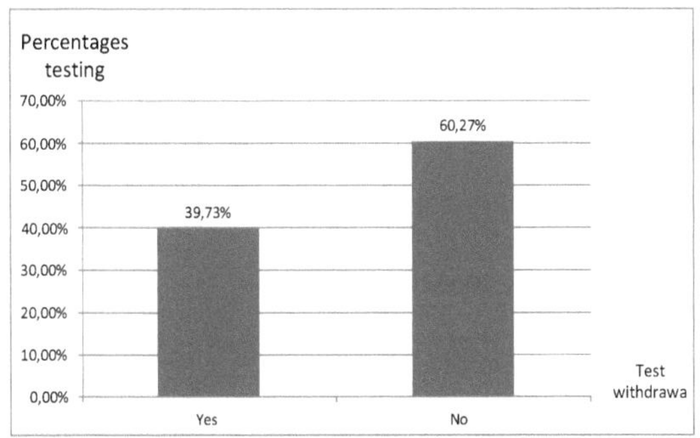

Figura 29: Teste para deixar de fumar.

6.3. Duração máxima das tentativas de retirada bem sucedidas

A duração média das tentativas de desabituação bem sucedidas foi de 36 dias,
com extremos que variaram entre 1 dia e 4 anos. Três residentes conseguiram
deixar de fumar e são agora considerados ex-fumadores.

6.4. Métodos de desmame

Quando tentaram deixar de fumar, os residentes utilizaram principalmente
cigarros electrónicos (3 casos). A maioria dos residentes não recorreu a qualquer
tratamento específico

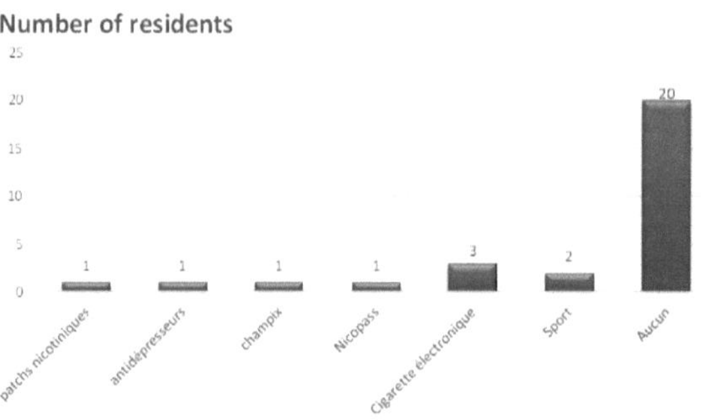

Figura 30: Métodos de cessação do tabagismo.

6.5. Factores que favorecem a retirada

Dos 29 residentes que quiseram deixar de fumar, 24 atribuíram esse facto ao seu conhecimento das doenças relacionadas com o tabaco. O preço de uma caixa de cigarros para incentivar as pessoas a deixarem de fumar situa-se entre 10 e 32 dinares

Quadro IX: Factores que favorecem a cessação tabágica.

	Força de trabalho	Percentagem (%)
Conhecimento das doenças relacionadas com o tabaco	24	88.90
Inconveniência para a família e amigos	1	3.70
Efeito do medicamento	2	7.40
Preços do tabaco	2	7.40

7. Conhecimentos dos residentes sobre as patologias causadas pelo tabaco.

Os residentes fumadores e não fumadores receberam uma série de patologias para identificar as que poderiam estar ligadas ao tabagismo.

Tabela X: Conhecimento dos residentes sobre as doenças causadas pelo tabagismo.

Fumadores			Não fumadores	
O papel do tabaco	Determinante (%)	Não determinante (%)	Determinante (%)	Não determinante (%)
Cancro da bexiga	96.89	3.11	96.64	3.35
Doenças coronária	100	0	100	0
Cancro brônquica	100	0	99.3	0.7
DPOC	98.63	1.37	100	0
Arterite	95.89	4.11	97.3	2.7
Cancro da laringe	94.52	5.48	92.61	7.4
Leucoplasia da boca e dos lábios	48	52	61	39

8. Opinião dos residentes sobre certos aspectos do controlo do tabaco

8.1. Proibição total da publicidade ao tabaco

A maioria dos dois grupos é a favor da proibição da publicidade ao tabaco.

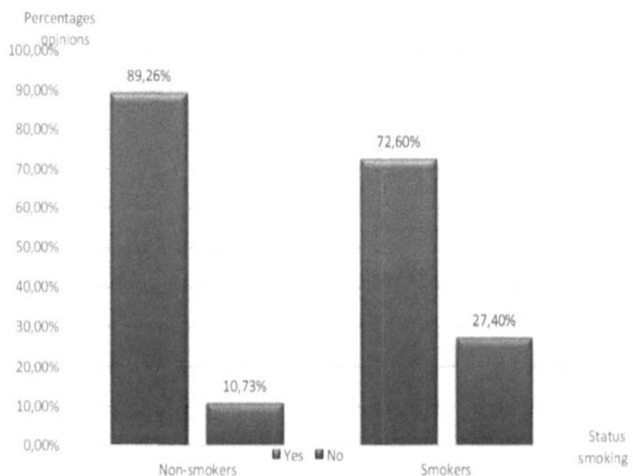

Figura 31: Opiniões dos residentes sobre uma proibição total da publicidade ao tabaco.

8.2. Proibição de fumar em locais públicos

Mais de 95% de todos os residentes dos dois grupos eram a favor da proibição de fumar em locais públicos, sem diferença significativa entre os dois grupos.

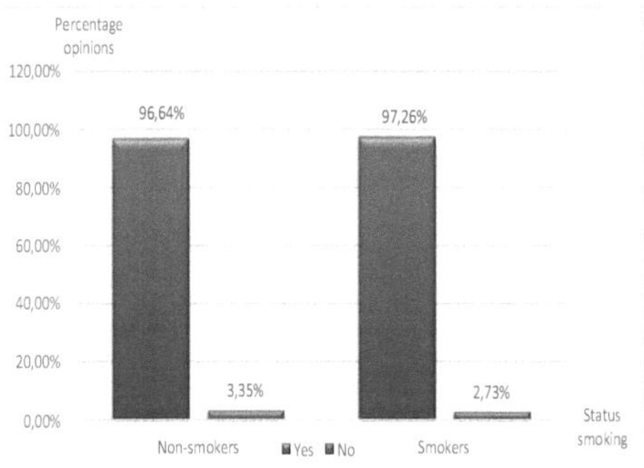

Figura 32: Opinião dos residentes sobre a proibição de fumar em locais públicos fechados.

8.3. Proibição de fumar nos hospitais

A proibição de fumar nos hospitais foi referida por quase todos os residentes, independentemente da sua condição de fumador.

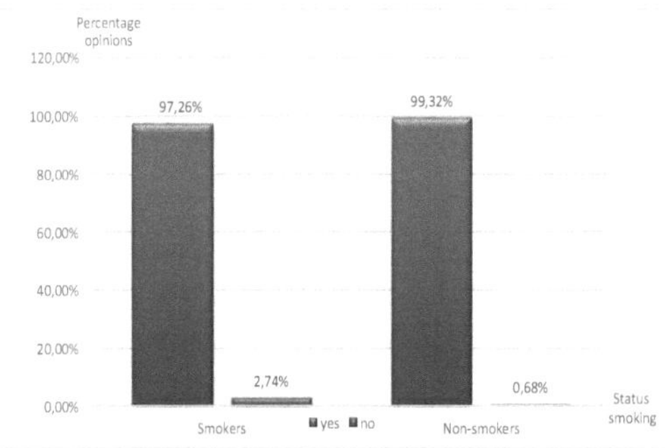

Figura 33: Opinião dos residentes sobre uma proibição absoluta de fumar nos hospitais.

8.4.Opinião dos residentes sobre a formação do pessoal de saúde para ajudar as pessoas a deixarem de fumar.

Verificou-se que todos os residentes eram a favor da formação do pessoal de saúde para os ajudar a deixar de fumar.

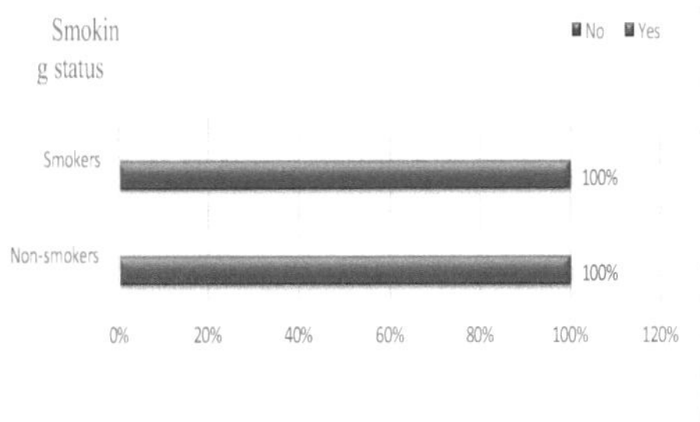

Figura 34: Opiniões dos residentes sobre a formação do pessoal médico e paramédico para ajudar as pessoas a deixarem de fumar.

DISCUSSÃO

1. Análise da participação

A participação global no estudo foi boa (78%). Este facto atesta o interesse demonstrado pelos residentes pelo tema do tabagismo. Um estudo realizado em França entre os médicos internos da região de Poitou-Charentes sobre o tabagismo entre os internos mostrou que 406 médicos internos de um total de 649 responderam ao questionário, o que dá uma taxa de participação global de 62,6% [9]. Verificou-se uma variação consoante a especialidade, como mostra o quadro seguinte:

Tabela XI: Comparação entre o nosso estudo e um estudo francês relativamente à percentagem de participação no estudo.

Especialidades	O nosso estudo (%)	Estudo francês (%)
Anestesia em cuidados intensivos	52.6	61
Biologia médica	81.57	77
Obstetrícia e ginecologia	93	65
Medicina do trabalho	100	100
Pediatria	68	56
Psiquiatria	89	65.9
Especialidades médicas	79	45.6
Especialidades cirúrgicas	76	66.4
Total	77.89	62.6

2. Epidemiologia

2.1. Prevalência do tabagismo

Nos últimos trinta anos, os estudos mostraram que a epidemia do tabagismo é real na Tunísia e que a prevalência é elevada, particularmente entre os homens. No entanto, a maior parte dos estudos publicados sobre este assunto centraram-se em grupos muito específicos [10-11].

2.1.1. Na população em geral

A prevalência do tabagismo na população em geral na Tunísia é de 15%, conforme relatado em 2013 **[12]**. Foram publicados outros estudos sobre o consumo de tabaco na Tunísia relativos a populações, como as populações regionais (uma comunidade semi-urbana no Sahel tunisino **[13]** e a província da Grande Tunes - Ariana **[14]**). Nos países do Magrebe, como a Argélia e Marrocos, as taxas de prevalência foram de 26% e 28,6%, respetivamente **[15-16]**.

Quadro XII: Distribuição geográfica da prevalência do tabagismo.

População estudada	Ano de estudos	Prevalência (%)
População geral da Tunísia [12]	2013	15,2
Cidade de Sousse [17]	2005	28
Argélia [15]	2009	26
Marrocos [16]	2005	28,6

2.1.2. Com os médicos

Os médicos desempenham geralmente um papel vital na mudança do comportamento dos fumadores **[18-19]**. No entanto, o facto de haver médicos fumadores terá certamente um impacto negativo na forma como os doentes vêem os seus médicos. O estudo do tabagismo entre os médicos teve início na década de 1950. No Reino Unido, o tabagismo entre os médicos foi estudado em vários estudos longitudinais e prospectivos que revelaram um aumento da sua frequência **[20-21]**. Na Tunísia, o tabagismo entre os médicos também tem sido estudado desde 1980, principalmente entre os médicos de clínica geral. Nessa altura, a prevalência era de 53% entre os médicos de clínica geral **[22]**.

2.1.3. Para estudantes de medicina

O tabagismo entre os estudantes de medicina foi amplamente avaliado por vários estudos nacionais e internacionais e, na Tunísia, este flagelo está a aumentar. Este quadro resume o conjunto dos estudos relativos ao tabagismo dos estudantes de medicina.

Tabela XIII: Tabagismo entre os estudantes de medicina.

Referências	Ano de estudos	Prevalência (%)	Características especiais da população
Fakhfakh R. et al [23]	1989	27,1	
	1997	33	
Fakhfakh R. et al [24]	1996	24,1	Primeiro ano
		37,1	fim dos estudos
			médico
M Ndiaye. et al [25]	2001	76,76	
Ghannem H. et al [26]	2004-2005	19.2	
Ben Salah N. et al [27]	2010	62,5	Homens
		31,8	mulheres
S. Alzayani, R.	2011	24.8	masculino
Hamadeh [28]		9.1	mulheres
C. Zedini et al [29]	2012-2013	21.8	

2.1.4. Para estagiários

Foram efectuados vários estudos para avaliar a prevalência do tabagismo entre os residentes, tendo em conta o papel fundamental desempenhado por este grupo na gestão dos doentes. Três estudos estão resumidos no quadro abaixo.

Quadro XIV: Prevalência do tabagismo, estudos de internos em França, Argélia e Tunísia.

Referências	Ano estudo	Prevalência do tabagismo (%)
L. Salomon et al [30].	2000	36
O. Saighi et al [31].	2007	19.1
Yann Brabant [32].	2011	28.8

2.1.5. Para os residentes

O perfil dos internos e residentes é intermédio entre os estudantes de medicina e os médicos especialistas. Poucos estudos avaliaram o tabagismo entre os residentes. Dos que o fizeram, um estudo francês estimou a prevalência do tabagismo entre os residentes em 45,7% nos homens e 25% nas mulheres [33]. Um segundo estudo mostrou que a prevalência de fumadores residentes no Hospital Universitário de Poitou-Charentes era de 28% [32]. A prevalência observada no nosso estudo (32,88%) está muito mais próxima da dos médicos especialistas do que da dos internos, o que corresponde bem à situação real de um residente no nosso país.

2.1.6. Com os cidadãos seniores

O estudo do tabagismo entre os profissionais de saúde mostrou que, entre os médicos, o comportamento tabágico era significativamente influenciado pelo grau. Os fumadores mais frequentes eram os professores associados, com uma prevalência de fumadores de 39% [34].

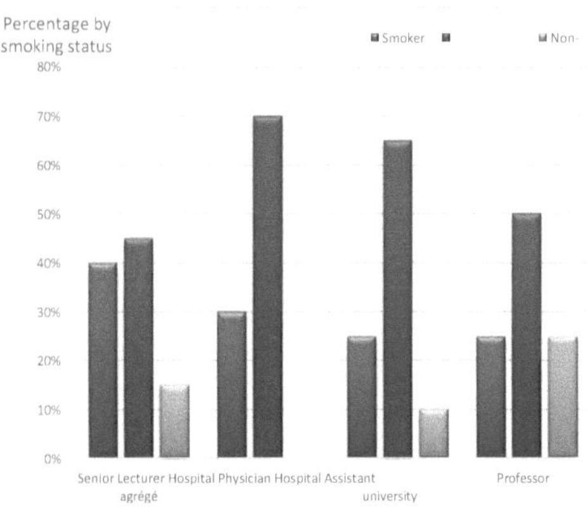

Figura 35: Tabagismo entre os idosos.

É também inferior à observada numa população de idade comparável, ou seja, 7,1% nas mulheres e 54,8% nos homens (enfermeiros e assistentes de cuidados [35]).
No nosso estudo, o tabagismo entre os residentes foi estimado em 32,88%.

3. Características dos residentes que fumam

3.1.Idade de início do consumo de tabaco

Para obter informações sobre a história do tabagismo dos residentes, era preferível entrevistá-los desde o início do consumo de tabaco. A idade de início do consumo de tabaco situava-se entre os 14 e os 18 anos (63% da população) [35]. A idade média de início do tabagismo entre os residentes foi de 22 anos, com extremos que variaram de 12 a 25 anos.

3.2. Género

Vários estudos tunisinos [36-39] registam uma predominância masculina. A relativa raridade do tabagismo entre as mulheres pode estar ligada à desaprovação sociofamiliar explícita ou implícita de tal comportamento nas mulheres e, provavelmente, também à associação no imaginário coletivo entre o tabagismo e a promiscuidade feminina. Pelas mesmas razões, poder-se-á supor que este comportamento é subnotificado pelas mulheres.

4. Factores que influenciam os hábitos tabágicos dos residentes

4.1 Stress

No nosso estudo, a razão mais comum para o primeiro cigarro foi o stress (49,3%). Seguiram-se o prazer e o efeito dos amigos e da família, em 19,2% e 16,4% dos casos, respetivamente. Esta situação é completamente diferente para os jovens da mesma idade, com profissões diferentes, e mesmo para os residentes. Estes resultados atestam a importância do stress psicológico vivido pelos residentes.

Tabela XV: Início do consumo de tabaco por população.

Factores de incentivo	Tensão (%)	Prazer (%)	Arredores (%)	Concentração (%)	Manter o peso (%)	Ansiedade (%)	Publicidade (%)
Externo [40]	12	36	17	2	1	20	.
Interno [41]	14.7	18	8	.	2	10	28
Residentes [42]	49.3	19.2	16.4	8.2	1.3	4.1	.

4.2 Família e amigos fumadores

O consumo de tabaco por familiares e amigos foi identificado como um fator de risco para o consumo de tabaco na adolescência. A literatura tem demonstrado claramente a influência dos pais, irmãos e amigos na iniciação do tabagismo em crianças [43-44], particularmente através de mecanismos de aprendizagem social [45].

O mesmo não aconteceu com os residentes. No nosso estudo, a presença de fumadores na comunidade não teve influência estatisticamente significativa no estatuto de fumador ou não fumador. Paradoxalmente, os residentes que tinham um maior número de fumadores eram não fumadores.

4.3 Influência dos preços dos cigarros

O aumento do preço dos cigarros foi durante muito tempo considerado como um meio eficaz de reduzir o consumo de tabaco entre os jovens. Não é o caso dos residentes, em que esta medida não teria qualquer efeito sobre o seu consumo. Este facto pode ser explicado pelo elevado grau de dependência que, qualquer que seja a medida tomada, não terá qualquer efeito sobre o consumo. Pode também ser explicado pelo grau de autonomia financeira que os residentes possuem, uma vez que têm o seu próprio rendimento.

4.4 Influência dos estudos médicos

Os estudos médicos tiveram uma grande influência no estatuto de fumador dos fumadores.

4.4.1 Influência do período de estágio

Verificámos que 58 residentes foram influenciados pelo período de externato no aumento do seu consumo de tabaco, ou seja, 79,45% do total de residentes fumadores. Isto atesta a influência dos estudos médicos como fator desencadeante de stress e fadiga, pelo que os externos sentem necessidade de fumar.

4.4.2 Influência do período de estágio

O internato é uma etapa importante na vida profissional de qualquer médico de clínica geral ou especialista. Durante este período, o médico é diretamente confrontado com os doentes e começa a adquirir responsabilidades. Esta fase de transição entre os estudos médicos teóricos e a prática da medicina é frequentemente incómoda e stressante para a maioria dos internos, sobretudo no início. Podem observar-se algumas características específicas deste período.

4.4.2.1 Saúde mental dos estagiários

No entanto, um certo número de estudos efectuados nos últimos dez anos [46-48], alguns dos quais sobre a síndrome de burnout [46], **permitem ter uma visão global da** saúde psicológica dos internos e **do** seu estilo de vida. O resultado foi que se tratava de uma fase em que os internos corriam o risco de stress, fadiga e esgotamento, na maioria das vezes ligados à sua formação, ao confronto com o sofrimento e à sobrecarga de trabalho.

4.4.2.2 Consumo de substâncias psicoactivas

No que diz respeito aos estilos de vida dos internos, Jérémie Chirario estudou o consumo de substâncias psicoactivas por 527 internos de medicina parisienses (268 internos de medicina geral e 259 internos de especialidade) [47]. Verificou-se que o álcool era a substância mais utilizada. O tabaco foi a segunda substância mais utilizada e 45% dos internos tinham aumentado o seu consumo durante o internato. 41% dos internos afirmaram não ter consumido nada. Da mesma forma, o trabalho de Julien Hérault, também dedicado ao consumo de substâncias psicoactivas, mas entre os internos de medicina das faculdades de Lyon e Angers [48], encontrou os mesmos resultados. No que diz respeito ao álcool, 20% dos internos afirmaram ter bebido álcool para aliviar o stress, pelo que o interno vai procurar soluções anti-stress, incluindo começar a fumar ou aumentar o consumo de cigarros. Este facto foi confirmado no nosso estudo, uma vez que 83,5% dos residentes fumadores declararam ter aumentado o consumo de tabaco durante o período de estágio. Isto incita-nos a familiarizar o mais possível os médicos externos com o lado prático da medicina, a fim de evitar este stress adicional no início do período de internato.

4.4.2.3 Independência financeira

De igual modo, este é o primeiro salário que um médico recebe durante a sua carreira. Isto significa que os internos deixam de estar dependentes dos pais e, por conseguinte, têm mais facilidade em comprar cigarros.

4.4.3 Influência do período de residência

4.4.3.1 Influência do concurso de residência

O exame de residência é um concurso nacional que permite aos candidatos aprovados especializarem-se. O concurso é tão desgastante que há quem o descreva como "desumano", para realçar o grau de stress que provoca nos candidatos. Este concurso foi responsável por um aumento d o consumo de tabaco em 91,7% dos residentes. Apenas 8,3% conseguiram controlar o seu consumo de tabaco aquando da preparação para o concurso de residência. Seria, pois, interessante sensibilizar os externos, nomeadamente os homens, que podem ser mais vulneráveis, para o controlo do tabagismo durante este período de formação tão ansiogénico.

4.4.3.2 Influência do nível de educação

No nosso estudo, o número de fumadores foi mais elevado nos primeiros 2 anos de formação da especialidade. Isto mostra que os internos começam a sua especialidade com um nível de stress embaraçoso, que tentam ultrapassar fumando. Quanto mais avançam na especialidade, mais descobrem o tabaco e menos stress experimentam.

4.4.3.3 Influência da especialidade

As especialidades médicas variam e muitas delas são mais exigentes, nomeadamente as que envolvem cirurgia ou cuidados intensivos. Teoricamente, estas especialidades stressantes deveriam ter um número muito maior de fumadores do que as especialidades médicas ou básicas. No nosso estudo, o número de fumadores foi de 73,33% nas especialidades cirúrgicas e de apenas 16,66% nas especialidades de ciências básicas.

4.4 Influência do número de horas de trabalho por dia

Segundo o nosso estudo, contrariamente ao que pensávamos, os residentes que mais trabalhavam eram os não fumadores. Este facto pode ser explicado da seguinte forma:
- Ou isso, ou os residentes que trabalham mais não têm tempo a perder em salões de chá e, consequentemente, fumam.
- Ou os fumadores sofrem uma quebra de produtividade, provavelmente devido aos efeitos nocivos do tabaco.

4.5 Influência do número de turnos por mês

Os médicos descrevem frequentemente o serviço de permanência como uma fonte de stress. Isto levou-os a procurar soluções para ultrapassar este stress e manterem-se acordados. A solução mais simples e mais conhecida é fumar. Este facto foi constatado num estudo francês em que várias actividades incentivavam os fumadores a fumar mais, incluindo o serviço de permanência em 90,3% dos casos [49].

No nosso estudo, a percentagem de fumadores aumentou com o número de turnos por mês, atingindo um pico com 7 e 8 turnos. Sem turnos, a percentagem de fumadores era mínima (10,3%). Entre 10 e 12 turnos, apenas 1% eram fumadores. Este facto explica-se pelo reduzido número de residentes neste intervalo.

5. Características do tabagismo

5.1 Formas de tabaco utilizadas

O tabaco apresenta-se sob duas formas: tabaco fumado e tabaco sem combustão. A forma mais consumida de tabaco fumado é o cigarro. Isto também se verificou na nossa população, onde 97,3% dos residentes que fumavam consumiam cigarros. Um estudo sobre o comportamento, os conhecimentos e as atitudes do pessoal hospitalar do Hospital Mohamed V, em Meknes, relativamente ao tabagismo, mostrou que a prevalência do consumo de outros produtos do tabaco se decompõe da seguinte forma [49]: os charutos são consumidos por 11,5% dos fumadores actuais, a mesma taxa para os cachimbos (11.O tabaco, qualquer que seja a forma que assuma, contém numerosas substâncias tóxicas e é altamente viciante, levando a um consumo crónico prejudicial à saúde [50]. Os cigarros continuam a ser o produto do tabaco mais fumado no mundo, o mais eficaz na libertação de nicotina e o mais tóxico para a saúde. Cerca de noventa por cento dos cancros do pulmão nos homens são atribuíveis ao tabagismo, e as doenças cardiovasculares e as doenças respiratórias são a segunda e a terceira principais causas de morte entre os fumadores, respetivamente [51].

O tabaco de enrolar, que é menos dispendioso do que os cigarros manufacturados, é mais frequentemente utilizado por homens jovens com baixos rendimentos que são altamente dependentes do tabaco. Um estudo realizado no Reino Unido mostrou que os níveis de alcatrão e nicotina eram mais elevados em 57% e 77% dos fumadores de tabaco de enrolar, respetivamente, em comparação com os fumadores de cigarros manufacturados [52]. **O tabaco de**

enrolar é também habitualmente utilizado para consumir canábis, cuja toxicidade pulmonar é fortemente suspeita **[53].**

5.2 Locais para fumadores

A proibição de fumar em locais públicos ajudou a reduzir o consumo de tabaco entre os fumadores. Mas nem sempre é assim, pois 15% dos fumadores residentes também fumam no hospital, mas nunca em frente dos seus doentes. Independentemente da simpatia que possamos sentir por este ou aquele comportamento, é fundamental, enquanto responsáveis pela vida quotidiana das pessoas confiadas aos médicos, abordar este problema de coabitação. de forma racional. "Se o tabagismo pode por vezes ser tolerado em certos locais, a preocupação constante de assegurar a proteção dos não fumadores é prioritária" **[54].**

5.3 Substâncias associadas

O tabagismo é uma porta de entrada para o consumo de outras substâncias, nomeadamente o álcool e a cannabis. Por isso, não foi surpreendente encontrar 29 casos de alcoolismo e um caso de consumo de canábis na nossa população. Isto representa apenas os casos registados. A realidade é certamente diferente.

5.3.1 Dependência de álcool

Existem muitas semelhanças entre a dependência do álcool e a dependência do tabaco. Nem todos os fumadores são dependentes do álcool ou apenas abusadores do álcool, mas os fumadores que consomem álcool bebem geralmente mais do que os não fumadores; nem todos os consumidores de álcool, abusadores ou não, se tornam necessariamente dependentes do álcool, mas mais de 80% dos doentes dependentes do álcool são fumadores e fortemente dependentes do tabaco **[55-56].** A cessação do tabagismo em doentes dependentes do álcool continua a ser difícil: a cessação do tabagismo em doentes dependentes do álcool não é geralmente sustentável se a dependência do álcool do doente não for tratada previamente ou ao mesmo tempo (existência de condicionamento recíproco). Estes doentes têm geralmente mais dificuldade em deixar de fumar do que de beber; por outro lado, a cessação do tabagismo num alcoólico desmamado não o incita a recomeçar a beber. Requerem tratamento numa unidade de alcoologia **[57], e** a identificação de abusadores e dependentes

de álcool pode beneficiar da utilização de vários testes: DADOS, AUDITORIA
[55].

5.3.2 Dependência de cannabis

O consumo de drogas foi relatado por apenas um residente. Este facto demonstra
que o consumo de cannabis é raro na categoria socioprofissional dos residentes e
dos médicos em geral.

5.4 Nível de dependência

Quando avaliámos a dependência utilizando a escala de Fagerstrom **(Anexo 2),
verificámos que** 60% dos residentes não eram dependentes. Este facto é
interessante em termos de cessação tabágica.

5.4.1 Definição de dependência

A OMS define a dependência de substâncias como: "Um estado, psíquico e por
vezes físico, resultante da interação entre um organismo vivo e uma substância,
caracterizado por respostas comportamentais ou outras que incluem sempre uma
compulsão para tomar a substância regular ou periodicamente, a fim de sentir os
seus efeitos psíquicos e, por vezes, para evitar o desconforto da sua ausência
(abstinência) **[65].**

5.4.2 Teste de Fagerstrom

A dependência física pode ser avaliada simplesmente através de um questionário
auto-administrado: o teste de Fagerström. Trata-se de um teste simples de seis
perguntas, cuja pontuação total varia entre zero e dez. A dependência é
considerada forte se a pontuação for igual ou superior a seis.

5.4.3 Factores de dependência

A toxicodependência é o resultado de uma combinação de vulnerabilidade
pessoal (genética e/ou adquirida), de uma ou mais substâncias com efeitos
psicoactivos e de um ambiente sociocultural. Em conjunto, estes factores criam
uma inter-relação complexa que combina sensações biológicas, emoções,
cognição e ambiente, e que preside ao desenvolvimento da dependência. Esta
última envolve o sistema de recompensa do cérebro. O relatório coletivo do

INSERM (2004) expõe os diferentes elementos desta dependência [58]. O tabagismo é um comportamento [59] que se adquire e se mantém, reforçado por numerosos estímulos internos ou ambientais. Para além de uma dependência psico-comportamental, existe uma dependência farmacológica em que a nicotina desempenha um papel central. Esta dependência é influenciada por uma série de factores, a seguir descritos.

5.4.3.1 Dependência farmacológica

Como todas as substâncias que causam dependência, é responsável pelas funções psicoestimulantes e pelos efeitos de reforço, induzindo comportamentos de autoadministração nos animais e de desejo no homem. A privação provoca sintomas de abstinência que são corrigidos pela administração desta substância [60]. A inalação de fumo resulta num fornecimento maciço de nicotina ("efeito de bolus") que chega ao cérebro em poucos segundos e satura os receptores em poucos minutos, provocando tanto uma desativação temporária destes receptores como uma regulação positiva (aumento do número de receptores ou redução da rotação). A curta semi-vida da nicotina (2 a 4 horas, em média) favorece o aparecimento e o desenvolvimento da dependência [61].

Outras substâncias presentes no fumo do tabaco, como as β-carbolinas (harmane, norharmane) ou as sintetizadas endogenamente, têm uma ação semelhante à da MAOI (a atividade da MAO no cérebro dos fumadores pesados é reduzida em 40%). A nicotina, entre outros factores, interfere com o sistema de recompensa do cérebro, constituído por neurónios moduladores dopaminérgicos que ligam numerosas estruturas: área tegmental ventral, córtex pré-frontal, amígdala, núcleo accumbeus, em que todas as substâncias que causam dependência, incluindo o tabaco, provocam um aumento dos níveis de dopamina. Todas as informações processadas pelo sistema de recompensa convergem para o hipotálamo [58]. **Para** além da dopamina, parecem estar envolvidos outros neurotransmissores, como a norepinefrina, a serotonina, a acetilcolina, o ácido gama-aminobutírico, o ácido glutâmico e os opióides endógenos.

5.4.3.2 Factores de vulnerabilidade genética

Os factores de vulnerabilidade genética interagem com vários factores ambientais e comportamentais. Estes factores genéticos influenciam a atividade do citocromo P450 (CYP2A6), a principal via de oxidação (80%) da nicotina, que distingue entre "metabolizadores lentos e rápidos", bem como o número e a natureza dos receptores de nicotina e a natureza e organização dos receptores e das vias dopaminérgicas, noradrenérgicas e serotoninérgicas. Estas variações dizem respeito tanto à natureza como à organização dos receptores nicotínicos nas vias dopaminérgicas, noradrenérgicas e serotoninérgicas. Os factores genéticos também influenciam a vulnerabilidade psicológica, o aparecimento ou o desenvolvimento de psicopatologias, a dependência do tabaco e a resposta ao tratamento para ajudar as pessoas a deixarem de fumar [58].

5.4.3.3 Factores ambientais

A adaptação do sujeito ao seu ambiente implica uma remodelação constante das redes neuronais, que podem ser alteradas pela nicotina, o que explica tanto a extensão da dependência em algumas pessoas e a dificuldade de abstinência [58, 63 e 64], como o facto de a exposição pré-natal ao tabaco poder induzir a vulnerabilidade ao tabagismo [58]. Há muitos factores que facilitam ou mantêm o consumo [58-59]: factores ambientais, relacionais e psicológicos, estímulos sensoriais locais associados à inalação (calor, irritação das vias respiratórias, prazer de inalar, percepções olfactivas ou gustativas induzidas por vários aditivos ou agentes aromatizantes, como o mentol).

5.5 Atitudes subsequentes dos residentes que fumam

5.5.1 Relativamente aos seus hábitos tabágicos

No entanto, numerosos estudos [66-69] **referiram** que os estudantes de medicina no final dos seus estudos estão mal preparados para este papel e que as suas atitudes em relação aos fumadores dependem do seu comportamento pessoal de fumar. No que se refere à cessação do tabagismo, apenas 8,20% dos residentes fumadores tinham um forte desejo de deixar de fumar quando responderam ao questionário. Ao fim de 1 mês, 67% dos fumadores pensavam que continuariam a fumar na mesma proporção. Após 6 meses, 54,8% dos fumadores pensam que continuarão a fumar tanto como antes.

5.5.2 Relativamente aos hábitos tabágicos dos seus pacientes

A maioria dos médicos residentes, independentemente do seu estatuto de fumador, concordou em dar conselhos mínimos aos seus doentes fumadores. Apenas 1,35% dos nossos residentes adoptam uma atitude passiva em relação ao seu futuro doente quando este não tem uma doença relacionada com o tabagismo. São também menos propensos a intervir quando eles próprios são fumadores. Esta atitude passiva levanta a questão do papel do médico como ator na promoção da saúde e na prevenção dos riscos do tabagismo. Por outras palavras, a promoção e a educação para a saúde não fazem parte da conceção que os estudantes têm do seu campo de prática médica, provavelmente devido à inadequação da formação médica. Parece que os estudos médicos têm um impacto definitivo nos conhecimentos, mas não têm qualquer efeito nos comportamentos.

6. Doenças causadas pelo tabaco

Foi claramente demonstrado que o tabaco continua a ser a principal causa de cancro dos brônquios, com uma relação dose-efeito [70-73]. O papel do tabagismo é conhecido há mais de 60 anos. A quantidade de tabaco fumado e a duração do consumo são os principais factores, e o conceito de "anos-maço" tem em conta estes dois parâmetros, mesmo que a duração tenha um impacto muito maior do que a quantidade fumada por dia. O tabagismo é um importante fator de risco cardiovascular. Mais de uma em cada dez mortes cardiovasculares em todo o mundo pode ser atribuída ao tabagismo, tornando-o a causa mais importante de mortalidade cardiovascular evitável [74]. É o principal e muitas vezes isolado fator de eventos coronários agudos em jovens. Mais de 80% das pessoas que apresentam um enfarte do miocárdio antes dos 45 anos de idade são fumadores [75]. Não existe um limiar para a intensidade ou duração do tabagismo, mesmo para níveis moderados ou baixos de tabagismo [76], ou para o tabagismo passivo [77]. A sua supressão pode muito rapidamente proporcionar uma proteção eficaz e significativa [78-79]. O estudo INTERHEART confirmou recentemente que, universalmente, o tabagismo é o segundo fator de risco mais importante para o enfarte do miocárdio, logo a seguir à dislipidemia [80]. Todos os dados essenciais que cada médico deve conhecer sobre os efeitos coronários do tabagismo estão contidos numa análise deste estudo especificamente dedicada aos resultados relativos ao tabaco [81].
Existe uma ligação entre o tabagismo e a saúde oral. O consumo de tabaco é o principal fator de risco para o cancro oral [82]. Existe uma relação causal entre o tabagismo e os cancros da laringe, do esófago, da faringe e os cancros da cavidade oral, como o cancro do lábio, da bochecha e da gengiva [83,84].
Estudos epidemiológicos mostram que fumar aumenta o risco de desenvolver cancro oral em 5 a 9 vezes [85]. O tabaco de mascar e o rapé estão associados a um aumento de 50% do risco de cancro das gengivas, das bochechas e da parte interna dos lábios, em comparação com o risco incorrido pelos não fumadores [82,83]. O risco de desenvolver cancro da bochecha ou da gengiva é cinquenta

vezes maior para os utilizadores de rapé a longo prazo [83]. O consumo de produtos sem fumo pode provocar recessões gengivais, doenças periodontais (gengivas) [86] e leucoplasias orais (manchas ou lesões brancas da mucosa oral). A leucoplasia pode transformar a displasia em cancro [83]. Uma análise de 18 publicações que privilegiam meta-análises, grandes estudos de coorte e revisões sistemáticas [87-104] indica que o tabagismo ativo aumenta a mortalidade hospitalar em cerca de 20% e as principais complicações pós-operatórias em 40% (infeção profunda, pneumonia, intubação não programada, embolia pulmonar, ventilação>48h, acidente vascular cerebral, coma>24h, paragem cardíaca, enfarte do miocárdio, transfusão>5U, sépsis, choque sético).

7. Desmame

De acordo com o nosso estudo, mais de metade dos residentes têm poucas hipóteses de deixar de fumar. Este facto contradiz a baixa taxa de dependência já calculada pela pontuação de Fagerstrom.

7.1 Capacidade de convencer os fumadores a deixarem de fumar

A maioria dos residentes do nosso estudo sentiu-se capaz de convencer os doentes a deixarem de fumar. Isto mostra que o estatuto de fumador não tem influência na cessação tabágica.

Embora os efeitos nocivos do tabaco sejam bastante conhecidos, o seu conhecimento não é aparentemente suficiente para dissuadir as crianças e os adolescentes de começarem a fumar. As consequências do tabagismo parecem muito remotas aos olhos dos jovens.

Muitos fumadores querem deixar de fumar, cada um por suas próprias razões, mas muitas vezes receiam não conseguir. Os médicos podem ajudar os seus doentes fumadores a exprimir estas razões e a apoiar a sua motivação para mudar. A consulta é uma boa oportunidade para os fumadores exprimirem os seus desejos e expectativas em relação a deixar de fumar e tomarem consciência dos riscos envolvidos. Os residentes podem ajudá-los a identificar os seus medos e ambivalências em relação ao tabaco, para que possam ser mais bem apoiados.

7.2 Tentativa de retirada

De acordo com o nosso estudo, o número de tentativas de desabituação é muito semelhante ao da população geral da mesma idade. Na Tunísia, 914 fumadores participaram num estudo transversal descritivo, dirigido a fumadores que tinham participado em dias de sensibilização realizados em locais públicos em Monastir e em estabelecimentos universitários na cidade de Monastir (escola preparatória de engenharia, escola nacional de engenharia, faculdade de ciências, faculdade de farmácia e faculdade de medicina dentária) **[105]**. Este estudo mostrou que mais de 2/3 deles (70%) tinham feito pelo menos uma tentativa de deixar de fumar, a mais longa das quais tinha durado mais de 6 meses para 81 indivíduos (9%), e a última tentativa tinha sido feita há mais de 6 meses para 486 fumadores (53%). Estas tentativas anteriores não foram acompanhadas em 97% dos casos. 2/3 dos fumadores (67%) tinham um desejo muito forte de deixar de fumar e 41% tinham uma auto-confiança muito forte no sucesso das suas tentativas. Este estudo concluiu que a forte dependência física é um dos principais factores associados ao insucesso das tentativas de deixar de fumar, à perda de autoconfiança dos fumadores para serem bem sucedidos em novas tentativas e, consequentemente, à manutenção de uma prevalência bastante elevada do tabagismo num país como a Tunísia.

7.3 Duração das tentativas de retirada

De acordo com um estudo tunisino, o número de tentativas de deixar de fumar e a sua duração foram inferiores entre os fumadores tunisinos aos descritos por Hyland em 2006 nos EUA, Canadá, Inglaterra e Austrália. Este quadro resume o número e a duração das tentativas de desabituação por país.

Quadro XVI: Número de tentativas de retirada por país.

	Nunca (%)	<= 1 semana (%)	1 semana e 6 meses (%)	6 meses ou mais (%)
Estudo Tunisino[105]	30	18	43	9
Canadá [106]	27	39	47	52
REINO UNIDO [106]	20	30	34	38
Austrália[106]	23	29	38	38
Tailândia[107]	60	19	15	7
Malásia[107]	47	44	5	4
França[108]	24	27	30	19
EUA[106]	17	33	40	46

7.4   Factores que favorecem a retirada

A prevenção de um problema de saúde relacionado ao tabagismo foi a principal razão para uma tentativa anterior **[109-111]**. Outros factores que incentivam a cessação foram descritos na literatura, tais como a presença de uma criança pequena na família **[112], a** gravidez **[113]** e a presença de sinais funcionais sentidos pelo sujeito e associados ao tabagismo, confirmando o valor do aconselhamento mínimo de qualquer médico **[111]**. Outros estudos mostraram que as campanhas de sensibilização para os efeitos nocivos do tabagismo incentivam os fumadores a pensar em mudar o seu comportamento tabágico **[114]**, especialmente se essas campanhas visarem a incapacidade e a qualidade de vida **[115]**.

7.5   Factores de insucesso da retirada

Os desejos de fumar são os efeitos adversos mais temidos da desabituação e Filder demonstrou que contribuem para o fracasso das tentativas de deixar de fumar **[116]**. Heffner J **[117]** demonstrou que estavam na origem da continuação do consumo. Um estudo tunisino mostrou que o medo do excesso de peso na sequência de uma melhoria do apetite foi referido por 27% dos participantes no estudo **[118]**. Este medo não foi influenciado pelo grau de dependência. Num estudo prospetivo realizado entre 2004 e 2010, Kasteridis mostrou que o aumento de peso era insignificante em comparação com os benefícios para a saúde associados à cessação tabágica, mesmo na população obesa **[119]**. Nos fumadores, os distúrbios do sono aumentam a morbilidade cardiovascular e cerebrovascular. No decurso da cessação tabágica, a sua gestão torna a retirada menos difícil e reduz o risco de recaída **[120]**. Uma minoria de fumadores tinha procurado ajuda médica durante tentativas anteriores, e estes fumadores apresentavam um elevado nível de dependência e mais sinais de desejo. Estes factores confirmam a necessidade de tratamento em indivíduos com um nível de dependência muito elevado. Neste contexto, Vanasse propôs que os profissionais de saúde considerassem o tabaco como uma dependência e adoptassem uma abordagem específica para ajudar com base na idade, no sexo e no consumo de tabaco **[121]**. Torchalla insistiu que os tratamentos para ajudar as pessoas a deixarem de fumar devem ser acessíveis mesmo fora dos serviços de saúde **[122],** o que ajudará a facilitar o acesso aos métodos de cessação, a eliminar as barreiras entre os pacientes que fumam e os métodos de cessação e, assim, a tornar a ação contra o tabagismo mais eficaz.

8. O papel dos médicos no processo de retirada do doente

8.1 O papel do pessoal de enfermagem no processo de retirada

Todo o pessoal médico e paramédico do hospital deve estar apto a ajudar os fumadores a deixarem de fumar e deve ser envolvido neste processo de apoio. Todos os doentes devem ser sistematicamente interrogados sobre os seus hábitos tabágicos e a sua situação tabágica deve ser regularmente registada nos seus processos clínicos. Para tal, todo o pessoal de enfermagem deve receber formação em "aconselhamento sobre como deixar de fumar". O pessoal de saúde deve também saber como prescrever rapidamente substitutos da nicotina e organizar cuidados eficazes em cada enfermaria.

8.2 Recursos propostos

Para facilitar a identificação e o tratamento dos fumadores em cada departamento ou unidade, podemos :
• Reforçar a educação sobre o tabaco durante os estudos médicos e a educação médica contínua para melhorar a gestão dos doentes fumadores [123].
• Fazer todos os esforços para separar a ajuda que os médicos devem dar aos seus doentes fumadores dos seus hábitos pessoais de fumar.
• Formar todo o pessoal de saúde para prestar aconselhamento sobre como deixar de fumar e prescrever substitutos da nicotina.
• Disponibilizar um formulário único do tipo "Procedimento do primeiro dia" em cada unidade de cuidados, para que os substitutos da nicotina possam ser identificados e prescritos rapidamente.
• Disponibilizar permanentemente terapias de substituição da nicotina em quantidades suficientes em todos os serviços.

8.3 Formação médica

A formação contínua é uma obrigação do pessoal hospitalar e dos profissionais de saúde. A formação profissional ao longo da vida é uma obrigação de todo o pessoal hospitalar. Todos os profissionais de saúde devem comprovar o seu empenhamento num programa de desenvolvimento profissional contínuo que envolva a formação contínua, a análise, a avaliação e a melhoria das suas práticas e da gestão dos riscos. O empenhamento num processo de acreditação é equivalente a um empenhamento no desenvolvimento profissional contínuo. A luta contra o tabagismo é uma prioridade para os profissionais de saúde e a formação contínua. A formação é um instrumento essencial para a estratégia de cessação do tabagismo A estratégia de cessação do tabagismo deve incluir a formação do pessoal. A formação em matéria de cessação tabágica e de aconselhamento para deixar de fumar é um fator essencial para garantir que o pessoal adopte uma atitude proactiva, dê os conselhos necessários e assegure uma prevenção eficaz do tabagismo. Sem formação, o pessoal é tentado a responder apenas às questões colocadas pelo doente que fuma, em vez de ser ele próprio a iniciar a discussão. Por conseguinte, é essencial que o hospital disponha de profissionais sensibilizados para o problema do tabagismo. Esta formação pode basear-se na formação contínua, na formação interna e na auto-formação. No âmbito do desenvolvimento profissional contínuo, o pessoal de saúde pode ser convidado a escolher cursos de formação sobre o tabaco e a assistência à cessação tabágica, podendo também ser-lhe oferecida a oportunidade de tirar um diploma universitário em estudos sobre o tabaco. Para formar um grande número de pessoal num curto período de tempo, devem ser considerados cursos de formação interna, que podem ser incluídos no plano de formação da escola para validar o seu carácter institucional e facilitar a sua implementação. Estes cursos centrar-se-ão na forma de lidar com os fumadores no hospital e na vida quotidiana e abrangerão a identificação, a intervenção breve, os procedimentos simplificados de tratamento e encaminhamento, a redução dos riscos, etc. É importante que todos os cursos de formação oferecidos sejam actualizados, por exemplo, de 5 em 5 anos, para que incluam novos desenvolvimentos médicos e estejam actualizados.

8.4 O papel dos especialistas do tabaco

Se for caso disso, poderemos recorrer aos tabacologistas/adictologistas do estabelecimento de saúde e, assim, ter a possibilidade de formar, assistir e aconselhar os prestadores de cuidados nos vários serviços ou estruturas de cuidados não aditivos do estabelecimento de saúde sobre questões de rastreio, diagnóstico, gestão e encaminhamento de doentes com comportamentos aditivos".

8.5 Formação para médicos internos e residentes

A intervenção junto dos estudantes em formação e nos institutos de formação é atualmente uma necessidade. O estabelecimento assegurará que os médicos internos recebam formação sobre a forma de lidar com os fumadores, o que poderá ser feito em reuniões no início do estágio e da residência.

CONCLUSÃO

O tabagismo constitui atualmente um problema de saúde pública importante na Tunísia e no mundo, responsável por uma taxa de morbilidade e de mortalidade bastante elevada. De acordo com a Organização Mundial de Saúde (OMS), a taxa de mortalidade atribuível ao tabagismo é de 5,4 milhões de fumadores por ano. Esta taxa não pára de aumentar, nomeadamente nos países em desenvolvimento. De facto, o relatório da OMS sobre a epidemia mundial do tabaco em 2017 mostrou que 11,4% dos jovens tunisinos com idades compreendidas entre os 13 e os 15 anos e 24,9% dos adultos tunisinos são fumadores. Este flagelo afecta atualmente pessoas cada vez mais jovens. Na luta contra o tabagismo, está bem estabelecido que, para reduzir o tabagismo, os profissionais de saúde (PCS) devem estar na linha da frente e que o seu papel é fundamental. O código de conduta adotado pela OMS em 2004 incentiva os profissionais de saúde a darem o exemplo, não fumando, e a desempenharem um papel ativo na luta contra o tabagismo. Por conseguinte, todos os profissionais de saúde estão preocupados e têm o dever de alertar os seus doentes para os numerosos riscos que correm ao fumar. Devem fazer tudo o que estiver ao seu alcance para ajudar os doentes a deixar de fumar. Devem ser os primeiros a dar o bom exemplo, a abster-se de fumar e a desempenhar um papel ativo na luta contra o tabagismo. Neste contexto, o aconselhamento mínimo para deixar de fumar é uma parte essencial da prevenção do tabagismo. O aconselhamento mínimo para deixar de fumar é uma intervenção breve e sistemática que qualquer médico pode fazer na presença de um fumador durante uma consulta. Aconselhar os doentes a deixarem de fumar é uma tarefa importante para todo o pessoal hospitalar. É difícil criar um ambiente propício a um estilo de vida saudável sem envolver o pessoal hospitalar e ajudar os fumadores a abandonar o seu hábito. Todos os profissionais de saúde têm um papel a desempenhar nesta área, e devem sê-lo para evitar a falta de eficácia e o descrédito entre os fumadores. Os médicos residentes são os principais contactos dos doentes e, por conseguinte, têm um papel essencial a desempenhar na prevenção do tabagismo. Têm um papel fundamental a desempenhar na redução do tabagismo e dos seus efeitos nocivos. Os médicos residentes devem, por conseguinte, fazer da luta contra o tabagismo uma parte integrante das suas actividades. Neste contexto, o nosso estudo sobre os residentes dos hospitais universitários de Sfax teve por objetivo determinar a prevalência do tabagismo nesta categoria profissional, avaliar os seus comportamentos e atitudes face ao tabagismo e determinar o seu papel na luta contra o tabaco. Trata-se de um estudo transversal realizado durante um período de 2 meses, de 1 de fevereiro de 2016 a 31 de março de 2016. A população do estudo era constituída por residentes dos centros hospitalares universitários Hedi Chaker e Habib Bourguiba (CHU) de Sfax, independentemente da sua especialidade: médica, cirúrgica ou ciências básicas, e que exerceram a sua atividade durante os primeiros seis meses de 2016. Os médicos residentes que preencheram parcialmente o questionário foram posteriormente excluídos do estudo. O grupo I incluiu todos os fumadores que fumavam um produto do tabaco pelo menos uma vez por dia. O grupo II incluía os ex-fumadores, ou seja, aqueles que tinham fumado no passado e não fumavam há mais de um ano. O grupo III era constituído por não fumadores, ou seja, por pessoas que nunca tinham fumado. O estudo foi efectuado sob a forma de um questionário redigido em francês e composto por dois tipos de perguntas: perguntas fechadas, em que a escolha da resposta é imposta a partir de uma lista de propostas, e perguntas abertas, em que o profissional é livre de propor uma resposta. O questionário era composto por uma secção comum relativa à identidade do residente, uma secção para os fumadores, uma secção para os ex-fumadores e uma secção para os não fumadores. Os residentes foram contactados em três fases: A primeira fase foi dedicada à prestação de informações sobre o inquérito relativo a uma questão médica atual. Na segunda fase, foram contactados os residentes que aceitaram participar. A terceira fase consistiu em recolher os vários exemplares preenchidos ao fim de dois dias. Os exemplares que não foram preenchidos não foram considerados inválidos. Foi efectuado um segundo pedido de preenchimento do questionário. A quarta fase consistiu em recuperar todos os exemplares passados 4 dias após a primeira recuperação. Os exemplares não preenchidos até esta segunda vez foram considerados inválidos e, por conseguinte, excluídos do inquérito. O número total de residentes nos hospitais universitários de Sfax durante o período do estudo foi de 285. Destes, 277 aceitaram participar no inquérito. Destes, 222 responderam corretamente ao questionário, o que corresponde a uma taxa de participação global de 78%. Isto mostra que os residentes estão interessados no tema do tabagismo. Os residentes que não responderam ao questionário foram divididos em duas categorias: os que se recusaram a participar no estudo aquando da primeira abordagem, que foram oito. Foram 8, e as razões apresentadas foram :

• Demasiados pedidos e pouco tempo para responder a um questionário considerado longo (5 residentes).

• Falta de interesse nos inquéritos (1 residente)

• Sem motivo (2 residentes)

A segunda categoria foi representada por aqueles que inicialmente concordaram em responder, mas que não estavam presentes no dia da distribuição dos questionários (48 residentes) e por aqueles que responderam, mas cujos formulários estavam incompletos e, portanto, inutilizáveis (7 residentes). A média de idades dos residentes incluídos no estudo foi de 28,38 anos, com extremos que variam entre os 25 e os 34 anos. As duas faixas etárias mais frequentes foram [27-28] e [28-29]. A maior percentagem dos residentes inquiridos é do sexo feminino (52,70%). Metade dos residentes eram casados à data do inquérito (52,7%). Os residentes casados distribuíram-se da seguinte forma: 20 fumadores, 1 ex-fumador, 96 não fumadores.A maioria dos residentes inquiridos vivia em Sfax (92,8%). O ano de estudo dos residentes variava entre o 1º ano e o 5º ano. A maioria estava no 2º ano. Os residentes participantes tinham especialidades médicas (123 residentes), cirúrgicas (60 residentes) e básicas (36 residentes). Os residentes incluídos no nosso estudo foram classificados como "não fumadores" e "não fumadores". "O grupo dos ex-fumadores foi incluído no grupo dos não-fumadores de acordo com os critérios definidos na metodologia. O grupo de ex-fumantes foi incluído no grupo de não-fumantes por terem fumado por 02 anos ou mais. A prevalência de tabagismo entre os moradores foi de 32,88%. O grupo de fumadores era representado por 73 residentes, 97,26% dos quais eram do sexo masculino. A relativa escassez de tabagismo entre as mulheres pode estar ligada à desaprovação social e familiar, explícita ou implícita, desse comportamento e, provavelmente, também à associação, no imaginário coletivo, entre tabagismo e promiscuidade feminina. Pelas mesmas razões, poder-se-ia supor que este comportamento é subnotificado pelas mulheres. O grupo etário mais afetado situa-se entre os 27 e os 29 anos. Verificou-se que 51% dos solteiros eram fumadores e apenas 17% dos casados o eram, sendo que a maioria dos residentes fumadores era de especialidades cirúrgicas, com uma prevalência de 73,33%. As especialidades médicas são variadas, sendo muitas delas mais restritivas, nomeadamente as cirúrgicas e as de cuidados intensivos. Teoricamente, estas especialidades stressantes deveriam incluir um número muito maior de fumadores do que as especialidades médicas ou básicas. No nosso estudo, o número de fumadores foi de 73,33% nas especialidades cirúrgicas e de apenas 16,66% nas especialidades de ciências básicas. O número de fumadores foi menor nos residentes que se encontravam no final da especialidade (4º e 5º anos), sendo que o número de fumadores foi maior nos dois primeiros anos da especialidade. Isto mostra que os internos iniciam a sua especialidade com uma quantidade embaraçosa de stress, que tentam ultrapassar fumando. Quanto mais avançam na especialidade, mais a descobrem e mais o seu stress diminui. Fora do serviço de permanência, os fumadores trabalharam menos do que os não fumadores, com uma diferença estatisticamente insignificante: p = 0,87. O número médio de turnos por mês dos fumadores foi inferior ao dos não fumadores, com uma diferença estatisticamente significativa: p = 0. A idade média de início do consumo de tabaco foi de 22 anos, com extremos que variaram entre os 12 e os 25 anos. Foram avaliados vários factores para determinar a sua influência na iniciação ao tabagismo, incluindo o stress e o prazer. O círculo de residentes que fumavam incluía fumadores que variavam entre pai, mãe, irmão e parceiro. Todos os residentes inquiridos tinham fumadores no seu círculo (independentemente do estatuto de fumador ou do sexo), sem diferença estatisticamente significativa.) A literatura tem demonstrado claramente a influência dos pais, irmãos e amigos na iniciação do consumo de tabaco nas crianças, nomeadamente através de mecanismos de aprendizagem social. O mesmo não se verificou no caso dos residentes. No nosso estudo, a presença de familiares fumadores não teve influência estatisticamente significativa na condição de fumador ou não fumador. Cinquenta e oito residentes foram influenciados pelo período de estágio. O período de exames do internato aumentou o tabagismo em 79,45% de todos os residentes fumadores. Isto indica a influência dos estudos médicos como fator iniciador do stress e da fadiga e, consequentemente, da necessidade de fumar. Apenas 1,44% referiram uma diminuição do consumo de tabaco durante este período. Esta fase é uma fase de risco de stress, de fadiga e de esgotamento para os residentes, na maior parte das vezes ligado à sua formação, ao confronto com o sofrimento e à sobrecarga de trabalho. Este concurso é tão desgastante que há quem o qualifique de "desumano", para sublinhar o grau de stress que gera nos candidatos. À pergunta "O seu consumo de tabaco foi influenciado pelo aumento do preço do tabaco?", 97,3% dos residentes responderam "não". A idade média de início do consumo regular de tabaco é de 22 anos, com extremos que variam entre os 14 e os 25 anos. Quando questionados sobre "O que o leva a querer continuar a fumar?", a maioria dos inquiridos respondeu que era o desejo (32,87%).Os fumadores diários consumiam em média 14 cigarros por dia (15 cigarros por dia para os homens e 8 cigarros por dia para as mulheres).O número médio de cigarros consumidos por maço por ano (PA) era de 5 PA, com extremos que variavam entre 0,5 e 13 PA. O cigarro foi a forma de tabaco mais fumada por 71 moradores. O tabagismo pode ser um fator de iniciação a outras substâncias. O tabagismo é uma porta de entrada para o consumo de outras substâncias, nomeadamente o álcool e a canábis. Por isso, não foi surpreendente encontrar 29 casos de alcoolismo e um caso de consumo de canábis na nossa população. Isto representa apenas os casos registados. A maioria dos residentes que fumavam consumia os seus cigarros em salões de chá e cafés (76,7%). No entanto, 11 residentes fumam também no hospital, o que equivale a 15% dos residentes fumadores. Nenhum residente fuma em frente dos seus doentes. A escala de Fagerstrom, utilizada para avaliar a dependência, deu os seguintes resultados: 65,8% dos fumadores afirmaram ter fumado o primeiro cigarro após 60 minutos de acordar e 1% entre 6 e 30 minutos após acordar. Apenas 8,22% dos residentes fumadores tinham um forte desejo de deixar de fumar no momento do inquérito. Após 1 mês, 67% dos fumadores pensavam que continuariam a fumar tanto quanto antes. Após 6 meses, 54,8% dos fumadores consideravam que continuariam a fumar tanto quanto antes. Verificámos que 158 residentes estavam preparados para dar sistematicamente conselhos mínimos aos seus pacientes, ou seja, 71,70% de todos os residentes inquiridos. Não existe uma relação estatisticamente significativa entre o aconselhamento dos doentes e o estatuto de fumador dos residentes. A consulta é uma boa oportunidade para os fumadores exprimirem os seus desejos e expectativas em relação a deixar de fumar e tomarem consciência daquilo de que terão de abdicar. Os residentes podem ajudá-los a identificar os seus medos e ambivalências em relação ao tabaco, para que possam ser mais bem apoiados.

Verificámos que 86,3% dos residentes fumadores consideram que têm conhecimentos suficientes para convencer os doentes que querem deixar de fumar. À pergunta "Quais acha que são as suas hipóteses de deixar de fumar?", utilizando uma escala numérica graduada de 0 a 100, a maioria dos residentes colocou uma marca no valor 40, o que significa que as hipóteses são menos de metade. Verificou-se que 29 residentes tinham tentado deixar de fumar pelo menos uma vez. Apenas um residente tinha tentado 7 vezes com insucesso constante. A duração média das tentativas de desabituação bem sucedidas foi de 36 dias, com extremos que vão de 1 dia a 4 anos. Três residentes conseguiram deixar de fumar e foram, por isso, considerados ex-fumadores. Ao tentarem deixar de fumar, os residentes utilizaram cigarros electrónicos em apenas 3 casos. A maioria não recorreu a nenhum tratamento específico. Dos 29 residentes que quiseram deixar de fumar, 24 afirmaram que foi por terem conhecimento das doenças relacionadas com o tabaco. O preço de uma caixa de cigarros para incentivar a cessação tabágica variava entre 10 e 32 dinares. Foi proposta uma série de patologias aos residentes, fumadores e não fumadores, a fim de determinar as que poderiam estar ligadas ao tabagismo. A maioria dos dois grupos era a favor da proibição da publicidade ao tabaco. Mais de 95% de todos os residentes de ambos os grupos eram a favor da proibição de fumar em locais públicos, sem diferença significativa entre os dois grupos. A proibição de fumar nos hospitais foi referida por quase todos os residentes, independentemente da sua condição de fumador. Verificou-se que todos os residentes eram a favor da formação do pessoal de saúde para os ajudar a deixar de fumar. Isto mostra que a maioria deles está ciente dos efeitos nocivos do tabaco e está pronta para iniciar o processo de desmame do tabaco dos seus doentes.

BIBLIOGRAFIA

1. Sítio Web oficial da OMS: http://www.who.int/fr/news-room/factsheets/detail/tobacco.

2. Jean-Charles Deybach, Delia Cozzolino. Distribuição gratuita de substitutos da nicotina e cessação do tabagismo. Uma observação de 3 anos no Hospital Louis Mourier. 2008.

3. Mohamed Hsairi, Ahlem Gzara. Inquérito Global sobre o Tabaco nos Jovens. 2010; Nacional, idades 13-15.

4. Inquérito nacional sobre a morbilidade e o acesso aos cuidados de saúde (TAHINA). 2005- 06 ; Nacional, idades 35-70 anos.

5. Harrabi I, Ghannem H, Ben Abdeaziz A et al. Tabagismo nas escolas de Sousse. Tunisie. Rev Mal Respir 2002; 19 :311-4.

6. Hyland A, Borland R, Li Q, Yong HH, McNeill A, Fong GT, et al. Preditores a nível individual dos comportamentos de cessação entre os participantes no Inquérito Internacional sobre o Controlo do Tabaco (ITC) nos Quatro Países. Tob Control. 2006; 15:83-94.

7. Sienkiewicz-Jarosz H, Zatorski P, Baranowska A, Ryglewicz D, Bienkowski P. Predictors of smoking abstinence after first-ever ischemic stroke: a 3-month follow-up. Stroke. 2009;40 :2592-3.

8. Schiller JS, Ni H. Cigarette smoking and smoking cessation among persons with chronic obstructive pulmonary disease. Am J Health Promot. 2006;20:319-23.

9. BRABANT MY. Internos de medicina e tabagismo :80.

10. Ben Khelifa F. Morphological and biochemical characteristics and epidemiology of diabetes in the population of Tunis. Tunis Imprimerie officielle de la République tunisienne; 1979.

11. Ben Romdhane H. Les cardiopathies ischémiques, l'épidémie et ses déterminants, Vol. 1. Os factores de risco: Résultats d'une étude épidémiologique auprès de 5771 adultes tunisiens. Tunis: Instituto Nacional de Saúde Pública; 2001.

12. Doll R, Hill AB. The mortality of doctors in relation to their smoking habits (A mortalidade dos médicos em relação aos seus hábitos tabágicos). Br Med J, 1954, 1, 1451-1455.

13. Ghannem H, Limam K, Ben Abdelaziz A, Hadj Fredj A, Marzouki

M. Risk factors for cardiovascular disease in a semi-urban community in the Tunisian Sahel. Revue d'épidémiologie et de santé publique 1992;40:108-12.

14. **Ben Romdhane H.** Les cardiopathies ischémiques, l'épidémie et ses déterminants, vol. 1. Les facteurs de risque: résultats d'une étude épidémiologique auprès de 5771 adultes tunisiens. Tunis: Institut National de Santé Publique; 2001.

15. **Fahima Hassine, Asma Sriha, Afifa Kobaa.** Conhecimentos, atitudes e práticas dos alunos do ensino secundário de Sayada em relação ao tabagismo. La tunisie Medicale - 2016 ; Vol 94 (n°01) : 54-59

16. **S. Cherquaoui, MA. Tazi, N. Chaouki.** Relatório do inquérito epidemiológico sobre o tabagismo nas crianças em idade escolar em Marrocos. 2001.

17. **Harrabi I, Ghannem H, Ben Abdeaziz A et al.** Tabagismo nas escolas de Sousse. Tunisie. Rev Mal Respir 2002; 19 :311-4.

18. **Rosen C, Ashley MJ.** Smoking and the health profession: recognition and performance of roles. Can J Pub/ Health, 1978, 69, 399-06.

19. **Adriaanse H, Van Reek J.** Physicians' smoking and its exemplary effect. Scand J Prim Health Care, 1989, 7,193-196.

20. **Doll R, Hill AB.** The mortality of doctors in relation to their smoking habits (A mortalidade dos médicos em relação aos seus hábitos tabágicos). Br Med J, 1954, 1, 1451-1455.

21. **Doll R, Peto R.** Mortality in relation to smoking: 20 anos de observações sobre médicos britânicos do sexo masculino. Br Med J, 1976, 2, 1525-1536.

22. **Largue G, Branelle A, Lebargy F.** La toxicologie du tabac. Rev Prat 1993;43:1203-7.

23. **M-S Soltani, A. Bchir, Fakhfakh R.** Estudantes de medicina: tabagismo e saúde: um inquérito nacional.

24. **Fakhfakh R et al.** Cahiers Santé 1996; 6: 37-42. Tabagismo entre os estudantes de medicina na Tunísia: tendências de comportamento e atitudes.

25. **Ndiaye M, Ndir M, Quantin X, Demoly P, Godard P, Bousquet J.** Hábitos tabágicos, atitudes e conhecimentos dos estudantes de medicina da Faculdade de Medicina, Farmácia e Odontostomatologia de Dakar, Senegal. Rev Mal Respir. 2003;9.

26. **Harrabi I, Ghannem H, Kacem M, Gaha R, Ben Abdelaziz A, Tessier JF.** Estudantes de medicina e tabaco em 2004: Um inquérito em Sousse, Tunísia. Int J Tuberc Lung Dis. 2006;10:328-32.

27. **Ben Salah Nabil et al.** Inquérito sobre o tabagismo nas escolas e universidades da Tunísia. 2010;70.

28. **S. Alzayani, R. Hamadeh.** Tabagismo entre estudantes de medicina no Médio Oriente. Revista Internacional de Educação e Investigação em Inovação,

3(2).

29. C. Zedini, A. Ben Cheikh, M. Mallouli, M. Limam, J. Sahli, M. El Ghardallou, A. Mtiraoui, T. Ajmi. Prevalência e factores associados ao tabagismo entre os estudantes da cidade de Sousse (Tunísia). Jornal de Saúde do Mediterrâneo Oriental; Jan2016, Vol. 22 Edição 1, p39-46, 8p.

30. Salomon L, LeVu S, Steffen C, Papy E, Blanchon T, Mathern G, Dautzenberg B, Delormas P, Brücker G. Residents and smoking: knowledge and practice.

31. O. Saighi, S. Abderrahim, N. Hadjer, L. Nacef, S.A. Lehachi. O tabagismo no meio médico universitário. Estudo de 282 internos da Faculdade de Medicina de Blida O. Pneumologia, CHU Blida, Blida, Argélia.

32. BRABANT MY. Internos de medicina e tabagismo :80.

33. Mahmoudi A. Nancy medical school residents and smoking. 2003 ;108.

34. Khanchel F. Tabagisme des professionnels de la sante (etude sur 2000 professionnels de l'hopital charles nicolle). Tese Med Tunis 2010.

35. Fakhfakh R, Hsairi M, Belaaj R, Romdhane H, Achour N. Epidemiology and prevention of smoking in Tunisia: current situation and outlook. 2001 ;9.

36. Becha F. Tabagismo e dependência física da nicotina na adolescência. Um estudo com 906 estudantes do ensino secundário no distrito de Sidi Makhlouf. Dissertação de Mestrado em Adolescência. Faculdade de Medicina de Sfax. 2007/2008

37. Harrabi I, Ghannem H. Le tabagisme en milieu scolaire à sousse, tunisie. Rev mal Respir 2002; 19, 311-314.

38. Soltani Ms, Bchir A. Comportement tabagique et attitudes des étudiants en Médecine à monastir en regard du tabac (sahel tunisien). Rev mal respir 2000 ;17 : 77-82.

39. Rakam A. Factores associados ao tabagismo entre adolescentes. Um inquérito a 100 estudantes de medicina. Dissertação de Mestrado em Adolescência. Faculdade de Medicina de Sfax. 2007/2008

40. Smaoui Ben Abdelaziz S. Depressão, alexitimia e tabagismo em estudantes tunisinos. Etude Cas/Temoin. Tese Med Sfax 2015.

41. Brabant MY. Os Internos em Medicina e o Tabaco :80.

42. Mahmoudi A. Os Residentes da Faculdade de Medicina de Nancy e o Tabaco. 2003;108.

43. Devries H, Engels R, Kremers S, et al. Parents' and friends' smoking status as predictors of smoking onset: findings from six European countries. Health educ res 2003;18(5):627-636.

44. Leonardi-bee J, Jere ml, Britton J. Exposure to parental and sibling smoking and the risk of Smoking uptake in childhood and adolescence: a systematic review and meta-analysis.

45. Gilman Se, Rende R, Boergers J, et al. Parental smoking and adolescent smoking initiation: an Intergenerational perspective on tobacco control. Pediatrics 2009 ;123(2) : e274-281.

46. Komly V, Le Tourneur A. Burn out entre os internos de medicina geral: situação atual e perspectivas na França metropolitana. Tese de doutoramento em Medicina
Grenoble; 2011.

47. Chiriaco J. Consumo de substâncias psicoactivas entre os internos de medicina: revisão da literatura e inquérito aos internos parisienses. Tese médica: Paris 5; 2005.

48. Hérault J. Consumo de substâncias psicoactivas pelos internos de medicina, inquérito às faculdades de Angers e de Lyon. Tese de doutoramento: Angers; 2012.

49. F. Badri, H. Sajiai, L. Amro. Prevalência do tabagismo entre o pessoal médico e paramédico do CHU Mohamed VI em Marraquexe; Pan Afr Med J. 2017 ; 26 : 45.

50. Wirth N, Spinosa A, Bohadana A, Martinet Y. Different forms of smoking: all as harmful as cigarettes. Rev Prat Med Gen 2007
; 21 : 79-82.

51. Hill C, Laplanche A. Smoking and mortality: epidemiological aspects (Fumo e mortalidade: aspectos epidemiológicos). BEH 2003; 22-23: 98-100.

52. Darral KG, Figgins JA. Roll-your-own smoke yields: theorical and practical aspects. Tob Control 1998; 7: 168-75.

53. Martinet Y, Wirth N, Bohadana A, Spinosa A. Tabagismo e cessação do tabagismo: o consumo de cannabis pode ser acompanhado de complicações respiratórias idênticas às associadas ao tabagismo. tabaco. O ano de 2004 em pneumologia. Rev Mal Respir 2005; 22: 5S33- 41.

54. Béatrice Bizet. "De la liberté de fumer en institution", Gérontologie et société 2003/2 (vol. 26 / no. 105), pp. 177-182. DOI 10.3917/gs.105.0177.

55. Perriot J, Llorca PM, Boussiron D, Schwan R. Tabacologie et sevrage tabagique. Paris: John Libbey Eurotext, 2003.

56. Aubin HJ. Nicotine and neuro-psychiatric disorders. Paris: Masson, 1997.

57. Gillet C. Porque é que os especialistas em álcool se devem interessar pelo tabaco? Alcool Addictol 2001 ;23 : 435-605.

58. Competências colectivas. Tabac comprendre la dépendance pour agir. Paris

Edições INSERM, 2004.

59. Perriot J. Comportamento de fumador. Dependência 1996; 8: 23-8.

60. Lebargy F, Becquart LA, Picavet B. Épidémiologie du tabagisme ; Aide à l'arrêt du tabac. Encycl Med Chir (Elsevier, Paris) AKOS Encyclopédie Pratique de Médecine, 6-0935, 2005, 14 p.

61. Le Houezec J. Nicotina: Substância de abuso e agente terapêutico. J Psychiatry Neurosci 1998: 23: 95-108.

62. Berlim I, Anthenelli RM. Mono amina oxidases e tabagismo. Int J Neuropsychopharmacol 2001; 4: 33-42.

63. Koob GF, Le Moal M. Toxicodependência: desregulação homeostática hedónica. Science 1997 ; 278 : 52-8.

64. Koob GF, le Moal M. Drug addiction, dysregulation of reward, and allostasis. Neuropsychopharmacology 2001; 24: 97-124.

65. Jean-Charles Deybach, Delia Cozzolino. Distribuição gratuita de substitutos da nicotina e cessação do tabagismo. Uma observação de 3 anos no Hospital Louis Mourier. 2008.

66. Tessier Jf, Freour P, Crofton J. French medical students and smoking. Rev Mal Respir 1988 ;589-92.

67. Tessier Jf, Freour P, Nejjari C, Belougne D, Grofton J. Smoking behaviour attitudes of medical students towards smooking and antismoking comparison : A survey in 10 africans and middle-eastern countries Tobacco Control, 1992 ;95-101.

68. Tessier Jf, Freour P. Smoking habits and attitudes of medical students towards smoking and antismoking compaigns in 9 asian countries. Int J Epidemiol 1992 ;298-304.

69. Rodney Mc: Fumo de cigarros entre estudantes de medicina. Am J Public Health 1980 ;70 :169-71.

70. Doll R, Hill A. A study of the etiology of carcinoma of the lung (Estudo da etiologia do carcinoma do pulmão). Br Med J 1950;19-20:210-3.

71. Peto R, Darby S, Deo H, Silcoks P, Whitley E, Doll R. Smoking, smoking cessation, and lung cancer in the UK since 1950: combination of national statistics with two case-control studies. BMJ 2000;321:323-9.

72. Simonato L, Agudo A, Ahrens W, Benhamou E, Benhamou S, Boffetta P, et al. Lung cancer and cigarette smoking in Europe: an update of risk estimates and an assessment of inter-country heterogeneity. Int J Cancer 2001;91:876-87.

73. Jemal A, Thun MJ, Ries LA, Howe HL, Weir HK, Center MM, et al. Relatório anual para a nação sobre o estado do cancro, 1975-2005, com tendências no cancro do pulmão, consumo de tabaco e controlo do tabaco. J Natl Cancer Inst 2008;100:1672-94.

74. Ezzati M, Henley SJ, Thun MJ, Lopez AD. Role of smoking in global and regional cardiovascular mortality (Papel do tabagismo na mortalidade cardiovascular global e regional). Circulation 2005;112:489-97.

75. Marques-Vidal P, Cambou JP, Ferrières J et al. Distribuição e gestão dos factores de risco cardiovascular em doentes coronários: Estudo PREVENIR. Arch Mal Cœur 2001;94:673-80.

76. Bjartveit K, Tverdal A. Health consequences of smoking 1-4 cigarettes per day. Tob Control 2005;14:315-20.

77. Thomas D. O tabagismo passivo: um impacto essencialmente cardiovascular. La Lettre du Cardiologue 2007;406: 18-22.

78. Wilson K, Gibson N, Willan A, Cook D. Effect of smoking cessation on mortality after myocardial infarction. Meta-análise de estudos de coorte. Arch Intern Med 2000;160: 939-44.

79. Critchley JA, Capwell S. Mortality risk reduction associated with smoking cessation in patients with coronary heart disease. Uma revisão sistemática. JAMA 2003;290:86-97.

80. Yusuf S, Hawken S, Ônpnuu S em nome dos investigadores do estudo INTERHEART. Effect of potentially modifiable risk factors associated with myocardial infarction in 52 countries (the INTERHEART study): a case- control study. Lancet 2004;364:937-5.

81. Teo KK, Ounpuu S, Hawken S, em nome dos investigadores do estudo INTERHEART. Consumo de tabaco e risco de enfarte do miocárdio em 52 países no estudo INTERHEART: um estudo de caso-controlo. Lancet 2006;368:647-58.

82. Sociedade Canadiana do Cancro (2011). Factores de risco para o cancro oral. Enciclopédia Canadiana do Cancro. Recuperado em 16 de junho.

83. Cullen, J.W., Blot, W., Henningfield, J., Boyd, G., Mecklenburg, R., e Massey, M.M. (1986 julho-agosto). Health Consequences of Using Smokeless Tobacco: Summary of the Advisory Committee's Report to the Surgeon General. Relatórios de Saúde Pública, 101,355-373.

84. Centros de Controlo e Prevenção de Doenças. (2004). Tabagismo e consumo de tabaco: Relatório do Cirurgião-Geral de 2004. Recuperado em março de 2011

85. Neville, B. W. e Day, T. A. (2002), Oral Cancer and Precancerous Lesions (Cancro oral e lesões pré-cancerosas). CA: A Cancer Journal for Clinicians, 52,195-215. doi: 10.3322/canjclin.52.4.195.

86. Associação Dentária Americana. (1995-2011). Tópicos de saúde oral: Tabagismo e Cessação do Tabagismo. Recuperado em 28 de março de 2011.

87. Willigendael EM, Teijink JA, Bartelink M-LL, Peters RJ, Büller HR, Prins MH. O tabagismo e a permeabilidade dos membros inferiores.

88. Neumayer L, Hosokawa P, Itani K, El-Tamer M, Henderson W, Khuri S. Multivariable Predictors of Postoperative Surgical Site infection after General and Vascular Surgery: Results from the Patient Safety in Surgery Study. J Am Coll Surg 2007;204:11781187.

89. Campbell D, Henderson W, Englesbe M, Hall B, O'Reilly M, Bratzler D, et al. Surgical site infection prevention: the importance of operative duration and blood transfusion--results of the first American College of Surgeons-National Surgical Quality improvement Program Best Practices Initiative. J Am Coll Surg 2008;207:810-20.

90. Turan A, Mascha EJ, Roberman D, Turner PL, You J, Kurz A, et al.Tabagismo e resultados perioperatórios. Anesthesiology 2011;114:837–46.

91. Hawn M, Houston T, Campagna E, Graham L, Singh J, Bishop M, et al. The Attributable Risk of Smoking on Surgical Complications (O risco atribuível ao tabagismo nas complicações cirúrgicas). Ann Surg 2011;254:914-20.

92. Jones R, Nyawo B, Jamieson S, Clark S. O tabagismo atual prevê um aumento da mortalidade operatória e da morbilidade após cirurgia cardíaca em idosos. Interact Cardiovasc Thorac Surg 2011;12:449-53.

93. Mason DP, Subramanian S, Nowicki ER, Grab JD, Murthy SC,

Rice TW, et al. Impact of smoking cessation before resection of lung cancer: a Society of Thoracic Surgeons General Thoracic Surgery Database study. Ann Thorac Surg 2009;88:362-70;discussão 370-1.

94. Mills E, Eyawo O, Lockhart I, Kelly S, Wu P, Ebbert J. A cessação do tabagismo reduz as complicações pós-operatórias: uma revisão sistemática e meta-análise. Am J Med 2011;124:144154.e8.

95. Sørensen L. Wound Healing and Infection in Surgery: O Impacto Clínico do Tabagismo e da Cessação do Tabagismo: Uma Revisão Sistemática e Meta-análise. Arch Surg 2012;147:373-83.

96. Lassig A, Yueh B, Joseph A. The effect of smoking on perioperative complications in head and neck oncologic surgery (O efeito do tabagismo nas complicações perioperatórias em cirurgia oncológica de cabeça e pescoço). The Laryngoscope 2012;122:1800-1808.

97. Musallam K, Rosendaal F, Zaatari G, Soweid A, Hoballah J, Sfeir P, et al. Smoking and the Risk of Mortality and Vascular and Respiratory Events in

Patients Undergoing Major Surgery. JAMA Surgery 2013.

98. Saxena A, Shan L, Reid C, Dinh D, Smith J, Shardey G, et al. Impacto do estatuto de fumador nos resultados precoces e tardios após cirurgia de revascularização do miocárdio isolada. J Cardiol 2013;61.

99. Grønkjær M, Eliasen M, Skov-Ettrup LS, Tolstrup JS, Christiansen AH, Mikkelsen SS, et al. Preoperative smoking status and postperative complications: a systematic review and meta-analysis. Ann Surg 2014;259:52-71.

100. Selvarajah S, Black J, Malas M, Lum Y, Propper B, Abularrage C. O tabagismo pré-operatório está associado à falha precoce do enxerto após a cirurgia de bypass infra-inguinal. J Vasc Surg 2014;59:1308-14.

101. Scolaro J, Schenker M, Yannascoli S, Baldwin K, Mehta S, Ahn J. Cigarette smoking increases complications following fracture: a systematic review. J Bone Joint Surg Am 2014;96:674-81.

102. Pluvy, Panouillères, Garrido, Pauchot, Saboye, Chavoin, et al. Tabagismo e cirurgia plástica, parte II. Implicações clínicas: uma revisão sistemática com meta-análise. Ann Chir Plast Esth 2014;60:e15e49.

103. Teng S, Yi C, Krettek C, Jagodzinski M. Smoking and risk of prosthesis-related complications after total hip arthroplasty: a meta- analysis of cohort studies. PLoS ONE 2015;10:e0125294.

104. Imhoff L van, Kranenburg G, Macco S, Nijman N, Overbeeke E van, Wegner I, et al. The prognostic value of continuing smoking on survival and recurrence rates in head and neck cancer patients: Uma revisão sistemática. Head Neck 2015 doi:10.1002/hed.24082.

105. Sriha Belguith A, Elmhamdi S, Bouanene I, Harizi C, Ben Salah A, Ben Salem K, Soltani Essoussi M. Smoking cessation attitudes among adult smokers. Tunis Med. 2015 Mar;93(3):142-7.

106. Hyland A, Borland R, Li Q, Yong HH, McNeill A, Fong GT, et al. Preditores a nível individual dos comportamentos de cessação entre os participantes no Inquérito Internacional sobre o Controlo do Tabaco (ITC) nos Quatro Países. Tob Control. 2006; 15:83-94.

107. Li L, Borland R, Yong HH, Fong GT, Bansal-Travers M, Quah AC, et al. Preditores da cessação tabágica entre fumadores adultos na Malásia e na Tailândia: resultados do Inquérito Internacional sobre o Controlo do Tabaco no Sudeste Asiático. Nicotine Tob Res. 2010;12:4-44.

108. Leonardi-bee J, Jere ml, Britton J. Exposure to parental and sibling smoking and the risk of Smoking uptake in childhood and adolescence: a systematic review and meta-analysis.

109. **Sienkiewicz-Jarosz H, Zatorski P, Baranowska A, Ryglewicz D, Bienkowski P.** Predictors of smoking abstinence after first-ever ischemic stroke: a 3-month follow-up. Stroke. 2009;40 :2592-3.

110. **Schiller JS, Ni H.** Cigarette smoking and smoking cessation among persons with chronic obstructive pulmonary disease. Am J Health Promot. 2006;20:319-23.

111. **Martinson BC, O'Connor PJ, Pronk NP, Rolnick SJ.** Smoking cessation attempts in relation to prior health care charges: the effect of antecedent smoking-related symptoms? Am J Health Promot. 2003;18:125-32.

112. **Mak YW, Loke AY, Abdullah AS, Lam TH.** Household smoking practices of parents with young children, and predictors of poor household smoking practices. Public Health. 2008; 122:1199-209.

113. **Ortendahl M.** Predicting lapse when stopping smoking among pregnant and non-pregnant women. J Obstet Gynaecol. 2007; 27:138-43.

114. **Nollen NL, Mayo MS, Sanderson Cox L, Okuyemi KS, Choi WS, Kaur H, et al.** Predictors of quitting among African American light smokers enrolled in a randomized, placebo-controlled trial (Preditores de abandono do tabagismo entre afro-americanos fumadores ligeiros inscritos num ensaio aleatório controlado por placebo). J Gen Intern Med. 2006;21:590-5.

115. **Oncken C, McKee S, Krishnan-Sarin S, O'Malley S, Mazure CM.** Knowledge and perceived risk of smoking-related conditions: a survey of cigarette smokers. Prev Med. 2005;40:779-84.

116. **Fidler JA, Shahab L, West R.** Strength of urges to smoke as a measure of severity of cigarette dependence: comparison with the Fagerstrom Test for Nicotine Dependence and its components. Addiction. 2011;106:631- 8.

117. **Lagrue G, Mautrait C, Béhar C, Cormier S.** Development of addictions in adolescents. O papel da vulnerabilidade psicológica. Alcoologie et addictologie 2005;27 :47-51.

118. **Saoussen Bacha, Wissal Skandagi, Mouna Khemiri, Soumaya Oueslati, Naouel Chaouch, Hager Racil, Sana Cheikhrouhou, Mohamed Lamine Megdiche, Abdellatif Chabbou.** Evaluation du comportement alimentaire au cours du sevrage tabagique ; La tunisie Medicale - 2016 ; Vol 94 (n°05) : 406-411.

119. **Saoussen Bacha, Wissal Skandagi, Mouna Khemiri, Soumaya Oueslati, Naouel Chaouch, Hager Racil, Sana Cheikhrouhou, Mohamed Lamine Megdiche, Abdellatif Chabbou.** Evaluation du comportement alimentaire au cours du sevrage tabagique ; La tunisie Medicale - 2016 ; Vol 94 (n°05) : 406-411.Béatrice Bizet. "De la liberté de fumer en institution ", Gérontologie et

société 2003/2 (vol. 26 / n° 105),p. 177-182. DOI 10.3917/gs.105.0177.

120. Wirth N, Spinosa A, Bohadana A, Martinet Y. Different forms of smoking: all as harmful as cigarettes. Rev Prat Med Gen 2007; 21 : 79-82.
121. Hill C, Laplanche A. Smoking and mortality: epidemiological aspects (Fumo e mortalidade: aspectos epidemiológicos). BEH 2003; 22-23: 98-100.
122. Darral KG, Figgins JA. Roll-your-own smoke yields: theorical and practical aspects. Tob Control 1998; 7: 168-75.
123. Martinet Y, Wirth N, Bohadana A, Spinosa A. Smoking and smoking cessation: cannabis use may be accompanied by respiratory complications identical to those associated with tobacco use. L'année 2004 en pneumologie. Rev Mal Respir 2005; 22: 5S33- 41.

APÊNDICES

Apêndice 1: Questionário.

Este inquérito sobre o tabagismo foi concebido para avaliar as atitudes e o comportamento dos médicos residentes em relação ao tabagismo. As suas respostas são confidenciais.

IDENTIFICAÇÃO

1. Nacionalidade:□Tunisina□Outra (especificar):

2. Anos de **idade**

3. Sexo:□masculino □feminino

4. Você é:□ solteiro□casado □outro :

5. Antes de iniciar os seus estudos médicos, onde é que vivia?

ACTIVIDADES PROFISSIONAIS

6. Você é um : □ Residente **do 1º** ano□ Residente do **4º** ano

Residente do 2º ano □ Residente do **5º** ano

Residente **do 3º** ano

7. Especialidade:

8. Número de horas de trabalho por dia (excluindo o dia de exceção) :

9. Número de turnos por mês:

FUMAR :

10. Você é: □fumador□ex-fumador □não fumador
Dependendo do facto de ser fumador, ex-fumador ou não fumador, responderá à Parte I, II ou III.
Se é fumador, preencha esta secção:

11. Que tipo de tabaco utiliza?

Cigarro: número de maços/dia:

Número de anos fumados : anos.

□Cachimbo□Cigarro□Neffa □Chicha: número de vezes/dia:

12. Que tipo de cigarro fuma?

13. Com que idade fumou o seu primeiro cigarro?

Anos

14. Com que idade começou a fumar regularmente? Anos
15. Nível de estudos na altura□Collège □Lycée □PCEM □DCEM□internat

□ residência

16. Fumar por familiares e amigos: □Pai□Mãe □Irmãos □Parceiro(a)

17. Quantos cigarros fuma todos os dias?cigarros/d

18. Quando é que fuma o seu primeiro cigarro depois de acordar?

Nos primeiros 5 minutos □Entre 6 e 30 minutos

Entre 31 e 60 minutos □Após 60 minutos

19. Qual é o cigarro que considera indispensável:□ o primeiro□ outro □. Por favor, especifique:
20. Costuma fumar quando está doente: não □sim □

21. Tem dificuldade em não fumar em zonas proibidas: sim □ não □
22. Principal local de consumo de tabaco: □Em casa□No hospital □Outro: (Especifique
23. Fuma mais de manhã do que à tarde? sim □ não □
24. Fuma à frente dos seus doentes: sim□não □

25. O que o levou a tornar-se fumador? Stress □ Prazer

□Ambientes

□Melhor ir para concentrar-se□Por facilidade de utilização □Para não engordar

□Outro (especificar)

26. O que é que o motiva a continuar a fumar? Desejo de prazer □
Necessidade □ Efeito estimulante
□ O hábito□Medo de apanhar de ganho de peso □Outro (Especificar):

27. Para além do tabaco, consome outras substâncias:□Álcool□Cannabis

□ drogas psicotrópicas□Heroína□anfetamina□cocaína□Outras :

28. A preparação para o concurso de residência afectou o seu consumo?
□Aumento□Sem alteração □Diminuição

29. O seu período como pensionista afectou o seu consumo?

□Aumento □Sem alteração□Diminuição

30. Acha que o seu consumo de tabaco aumentou durante o curso de medicina? □Sim □Não

31. Em caso afirmativo, em que ocasião? □ Durante os períodos de exame □ Durante o serviço de permanência □ Outra:

32. Durante a sua futura carreira profissional, tenciona alertar os seus doentes para os riscos associados ao tabagismo: □ Em caso de sintomas ou patologias relacionadas com o tabagismo□ De forma sistemática □ Se solicitado pelo doente □ Não

33. Quais são as suas hipóteses de deixar de fumar?

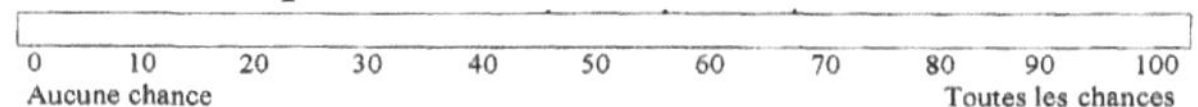

34. Acham que daqui a 6 meses :

Continuas a fumar assim tanto?

Terá reduzido um pouco o seu consumo de cigarros?

Terá reduzido significativamente o seu consumo de cigarros?

Terá deixado de fumar?

35. Acham que em 4 semanas :

Continuas a fumar assim tanto?

Terá reduzido um pouco o seu consumo de cigarros?

Terá reduzido significativamente o seu consumo de cigarros?

Terá deixado de fumar?

36. Quer deixar de fumar atualmente?

De modo algum □ Muito □ Bastante □

37. Alguma vez se sentiu infeliz por fumar?

Nunca □Às vezes □Frequentemente □Muito frequentemente □

38. Já alguma vez tentou deixar de fumar cigarros?□Sim□Não

39. Número de tentativas de paragem

40. Duração máxima do sucesso de cada tentativa:
41. Que tratamento(s) utilizou? Substitutos de nicotina (adesivos)□
Antidepressivos□ Outro: (especificar)

42. Sente atualmente vontade de deixar de fumar?□Sim □Não

43. Em caso afirmativo, por que razão deixaria de fumar?
Conhecimento das doenças relacionadas com o tabaco □ Razões económicas

Dar o exemplo (futuro médico) □ Irritar a família e os amigos □
Gravidez□Outros   :

44. Nos últimos 2 anos, o seu consumo de tabaco foi influenciado pelo aumento do preço do tabaco?
□oui□ não

45. Qual é o preço de um maço de cigarros que o faria decidir deixar de fumar sem hesitação: (em dinares)

46. Se os tratamentos de substituição da nicotina (adesivo, pastilha elástica, etc.) ou outros tratamentos (antidepressivos, etc.) fossem reembolsados, isso motivá-lo-ia na sua decisão de deixar de fumar? □Sim □Não
47. Em relação a cada uma das seguintes doenças, qual é, na sua opinião, a importância do tabagismo?
• Cancro da bexiga: □determinante □não relacionado □não sabe

• doença arterial coronária:□determinante □não relacionada □não sabe

• cancro dos brônquios: □determinante □não relacionado □não sabe

• DPOC:□determinante□não relacionado□não sabe

• arterite:□determinante □não relacionada □não sabe

• cancro da laringe: □determinante □não relacionado□não sabe

• leucoplasia lábio-boca: □determinante □não relacionada □não sabe

48. Na sua opinião, é da responsabilidade do médico convencer as pessoas a deixarem de fumar?
Concordo totalmente □ Não concordo □ Discordo totalmente

49. Na sua opinião, os médicos devem dar um bom exemplo, não fumando?
Concordo plenamente□ Indiferente□ Discordo plenamente

**50. Tem os conhecimentos necessários para aconselhar os doentes que
querem deixar de fumar :** □Sim□Não

51. A publicidade ao tabaco deve ser totalmente proibida: □sim □não

52. Deve ser proibido fumar em locais públicos fechados?

□sim□não

53. Deverá haver uma proibição total de fumar nos hospitais?

□sim□não

54. O pessoal de saúde **deve** ter formação para ajudar as pessoas que querem
deixar de fumar? □ sim□nãoObrigado pela **sua colaboração**
Se for um ex-fumador, preencha esta secção:

**55. Já alguma vez fumou (diariamente durante 30 dias ou mais sem deixar
de fumar**? □Sim□Não

56. Assinale a resposta que melhor descreve a sua situação atual:

Não fumo há menos de 6 meses

Não fumo há mais de 6 meses

57. A que idade   começou a fumar regularmente :. anos

O seu nível de educação neste momento

58. Com que idade deixou de fumar descigarros :anos

O seu nível de educação neste momento

59. Quantos cigarros fumava por dia? cigarros/d
60. Principal local de fumo: □ Em casa□ No hospital□Outro:

61. O que o levou a fumar?□Stress □Prazer□ Pessoas à sua volta

□Outro: (Especificar)

62. Depois de quantas tentativas infrutíferas fez para deixar de fumar?
63. Que tratamento(s) utilizou?□Substitutos da nicotina (adesivos)
□Outros:

**64. Acha que o seu consumo de tabaco aumentou durante os seus estudos de
medicina**? □ Sim□ Não

65. Em caso afirmativo, em que ocasião? □ Durante os períodos de exame □
Durante o serviço de permanência □ Outros:

66. Porque é que deixou de fumar?

Doenças relacionadas com o tabaco□ Razões económicas

□ Pressão da família e dos amigos□Para dar o exemplo (futuro médico) □Gravidez □Problemas de saúde

Outros: (especificar)

67. Sente atualmente vontade d e voltar a ser fumador?□ Sim□ Não
68. Fumar no círculo próximo: □ Pai □ Mãe □ Irmão(s) e irmã(s) □ Parceiro(a)

69. Durante a sua futura carreira profissional, tenciona alertar os seus pacientes para os riscos associados ao tabagismo?
□ Sistematicamente

□ Se solicitado pelo doente

□ Em caso de sintomas ou patologias ligadas ao tabagismo

70. Em relação a cada uma das seguintes doenças, qual é, na sua opinião, a importância do tabagismo?

• Cancro da bexiga: □determinante □não relacionado □não sabe

• doença arterial coronária:□determinante □não relacionada □não sabe

• cancro dos brônquios: □determinante □não relacionado □não sabe

• DPOC:□determinante□não relacionado□não sabe

• arterite:□determinante □não relacionada □não sabe

• cancro da laringe: □determinante □não relacionado□não sabe

• leucoplasia lábio-boca: □determinante □não relacionada □não sabe
71. Na sua opinião, é da responsabilidade do médico convencer as pessoas a deixarem de fumar?
Concordo totalmente □ Não concordo □ Discordo totalmente

72. Na sua opinião, os médicos devem dar um bom exemplo, não fumando?
concordo plenamente□indiferente□discordo plenamente

73. Tem os conhecimentos necessários para aconselhar os doentes que querem deixar de fumar : □Sim□Não
74. A publicidade ao tabaco deve ser totalmente proibida: □sim□não

75. Deve ser proibido fumar em locais públicos fechados?

□   sim□não

76. Deverá haver uma proibição total de fumar nos hospitais?

□   sim□não

77. O pessoal de saúde deve ter formação para ajudar as pessoas que querem deixar de fumar? □sim□não

Obrigado pela vossa colaboração
Se não é fumador, preencha esta secção:

78. Já experimentou cigarros pelo menos uma vez: □não□na infância□durante os estudos de medicina
79. Conhece alguém que fume: □ Pai □ Mãe □ Irmão(s) e irmã(s) □ Companheiro(a)
80. Tens vontade de fumar? □não□às vezes□sempre

81. Onde é que se sente mais exposto ao fumo de outras pessoas?

Em si□Um hospital □Outro

82. Em relação a cada uma das seguintes doenças, qual é, na sua opinião, a importância do tabagismo?

• Cancro da bexiga: □determinante □não relacionado □não sabe

• doença arterial coronária:□determinante □não relacionada □não sabe

• cancro dos brônquios: □determinante □não relacionado □não sabe

• DPOC:□determinante□não relacionado□não sabe

• arterite:□determinante □não relacionada □não sabe

• cancro da laringe: □determinante □não relacionado□não sabe

• leucoplasia lábio-boca: □determinante □não relacionada □não sabe

83. Na sua opinião, é da responsabilidade do médico convencer as pessoas a deixarem de fumar?
Concordo totalmente □ Não concordo □ Discordo totalmente

84. Na sua opinião, os médicos devem dar um bom exemplo, não fumando?
Concordo totalmente □ Não concordo □ Discordo totalmente

85. Tem conhecimentos para aconselhar os doentes que querem deixar de fumar: □Sim□Não
86. A publicidade ao tabaco deve ser totalmente proibida: □sim□não

87. Deve ser proibido fumar em locais públicos fechados?

□   sim□não

88. Deverá haver uma proibição total de fumar nos hospitais?

□   sim□não

89. O pessoal de saúde deve ter formação para ajudar as pessoas que querem deixar de fumar? □sim□não

90. Porque é que achas que alguns médicos fumam? Prazer □ Desejo

O efeito estimulante

□ Necessidade □ Hábito□ Medo de ganhar peso □ Outro (Especificar):

91. Que situações pensa que poderiam levar um médico a deixar de fumar?
Doenças relacionadas com o tabaco□ Razões económicas

□ Pressão da família e dos amigos□Para dar o exemplo (futuro médico) Gravidez□ Problemas de saúde

□ Outros: (especificar)

Obrigado pela vossa colaboração

Apêndice 2: Teste de Fagerström

Quanto tempo depois de acordar fuma o seu primeiro cigarro?
No prazo de cinco minutos (3)
De 6 a 30 minutos (2)
De 31 a 60 minutos (1)
Mais de 60 minutos (0)
Tem dificuldade em abster-se de fumar em locais onde é proibido?
Sim (1)
Não (0)
Qual é o cigarro do dia que lhe seria mais difícil deixar de fumar?
O primeiro (1)
Qualquer outro (0)
Quantos cigarros fuma por dia?
10 ou menos (0)
De 11 a 20 (1)
De 21 a 30 (2)
31 ou mais (3)
 Fuma mais de manhã do que à tarde?
Sim (1)
Não (0)
Fuma mesmo quando está tão doente que tem de ficar na cama a maior parte do dia?
Sim (1)
Não (0)
Resultado:
2 pontos: sem dependência de nicotina
4 pontos: baixa dependência de nicotina
6 pontos: dependência média da nicotina
8 pontos: elevada dependência da nicotina
10 pontos: dependência muito elevada da nicotina.

RESUMO

Questões :

O tabagismo é um verdadeiro problema de saúde pública. Os médicos residentes são uma categoria socioprofissional preocupada com o tema do tabaco, tanto no que diz respeito ao seu consumo como às atitudes dos pacientes em relação ao tabagismo.

Objectivos :

Estudar os factores epidemiológicos do tabagismo entre os residentes, os seus hábitos tabágicos e a prática de conselhos mínimos de cessação tabágica aos seus pacientes.

Métodos :

Realizámos um cálculo de frequência transversal: estudo de prevalência em 285 médicos residentes que trabalhavam nos Hospitais Universitários Hedi Chaker e Habib Bourguiba em Sfax durante o primeiro semestre de 2016.

Resultados :

O número total de residentes nos hospitais universitários de Sfax durante o período do estudo foi de 285, com uma taxa de participação global de 77,98%. A percentagem mais elevada de residentes inquiridos era do sexo feminino (52,70%). A maioria dos residentes inquiridos vivia em Sfax (92,8%). Os residentes participantes tinham especialidades médicas (123 residentes), cirúrgicas (60 residentes) e básicas (36 residentes). A prevalência do tabagismo entre os residentes foi de 32,88%. O grupo de fumadores é representado por 73 residentes, dos quais 97,26% são do sexo masculino. A faixa etária mais atingida foi entre 27 e 29 anos. A maioria dos residentes fumadores era de especialidades cirúrgicas, com uma prevalência de 73,33%. A maioria dos residentes referiu um aumento do consumo de tabaco durante o internato e a residência. Vários factores foram preditivos do início do tabagismo. O mais comum foi o stress (49,3%), seguido do prazer (19,2%). O desejo foi o fator mais comum para a continuação do consumo de tabaco, representando 32,88%. Apenas 8,22% dos residentes que fumavam tinham um forte desejo de deixar de fumar no momento do inquérito. Verificámos que 158 residentes estavam preparados para dar aos seus pacientes conselhos mínimos de forma sistemática, ou seja, 71,70% de todos os residentes inquiridos. Verificámos que 86,3% dos residentes que fumavam consideravam ter conhecimentos suficientes para convencer os doentes que queriam deixar de fumar. Verificou-se que 29 residentes tinham tentado deixar de fumar pelo menos uma vez. Dos 29 residentes que queriam deixar de fumar, 24 atribuíram esse facto ao seu conhecimento das doenças relacionadas com o tabaco. A maioria dos residentes era a favor da proibição da publicidade ao tabaco e da sua utilização em locais públicos e hospitais. Todos os residentes eram a favor da formação do pessoal médico e paramédico para os ajudar a deixar de fumar.

Conclusão:

O tabagismo é um grave problema de saúde pública. Os médicos residentes representam uma categoria socioprofissional afetada por este problema de duas formas principais: os seus hábitos tabágicos e os seus conhecimentos sobre os efeitos nocivos do tabagismo, bem como o seu envolvimento na luta contra o tabagismo, ajudando as pessoas a deixarem de fumar e prestando aconselhamento médico aos seus pacientes.

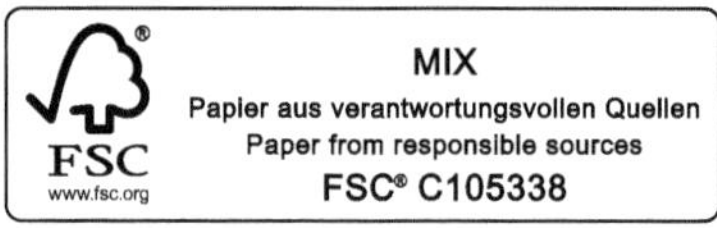

Printed by Books on Demand GmbH, Norderstedt / Germany